U0879080

# 医学遗传学应试指南

## （第2版）

主　编　吴白燕　张　涛

编　委　（按章节顺序排列）

张　涛（北京大学医学部）
杨玉霞（北京大学医学部）
梁红业（北京大学医学部）
吴白燕（北京大学医学部）
吴　丹（北京大学医学部）
宋书娟（北京大学医学部）
王小竹（北京大学医学部）
黄　昱（北京大学医学部）

北京大学医学出版社

YIXUE YICHUANXUE YINGSHI ZHINAN

**图书在版编目（CIP）数据**

医学遗传学应试指南 / 吴白燕，张涛主编．—2 版．—北京：北京大学医学出版社，2019. 9

ISBN 978-7-5659-2033-2

Ⅰ．①医… Ⅱ．①吴… ②张… Ⅲ．①医学遗传学－高等学校－教学参考资料 Ⅳ．① R394

中国版本图书馆 CIP 数据核字（2019）第 180484 号

**医学遗传学应试指南（第 2 版）**

**主　　编：**吴白燕　张　涛

**出版发行：**北京大学医学出版社

**地　　址：**（100191）北京市海淀区学院路 38 号　北京大学医学部院内

**电　　话：**发行部 010-82802230；图书邮购 010-82802495

**网　　址：**http：//www.pumpress.com.cn

**E-mail：**booksale@bjmu.edu.cn

**印　　刷：**北京瑞达方舟印务有限公司

**经　　销：**新华书店

**责任编辑：**冯智勇　　**责任校对：**靳新强　　**责任印制：**李　啸

**开　　本：**787 mm × 1092 mm　1/16　**印张：**10.5　**字数：**260 千字

**版　　次：**2019 年 9 月第 2 版　2019 年 9 月第 1 次印刷

**书　　号：**ISBN 978-7-5659-2033-2

**定　　价：**35.00 元

# 前　　言

为了配合医学遗传学教学，帮助读者学习和复习，我们编写了《医学遗传学应试指南》（第 2 版）。本书编委成员是工作在教学一线的骨干教师，他们具有丰富的教学经验。全书共有 12 章，每章包括 4 部分内容：①思维导图，帮助读者厘清知识要点及相互联系，加深理解和记忆。②内容提要，对各章的重点内容进行提炼、归纳和总结。③应试习题，是本书的主要内容，包括名词解释、填空题、选择题和问答题等题型。选择题分 A、B、X 三种题型。A 型题为单项选择题；B 型题为配伍题，先给出 5 个备选答案，然后提出若干个问题，每一备选答案可以使用一次或多次，每题选配一个最适答案；X 题型为多项选择题。④应试习题参考答案，可供读者自测。

本书主要面向医学院校本科生，可作为医学生课后复习考试、研究生入学考试、执业医师资格考试辅导用书。希望读者通过学习本书，能更好地理解和掌握医学遗传学课程的重点、难点，并顺利通过考试。

由于我们水平有限，书中难免有不当之处，恳请专家和读者批评指正。

编　者

# 目　录

# 第一章　遗传的分子基础

## 思维导图

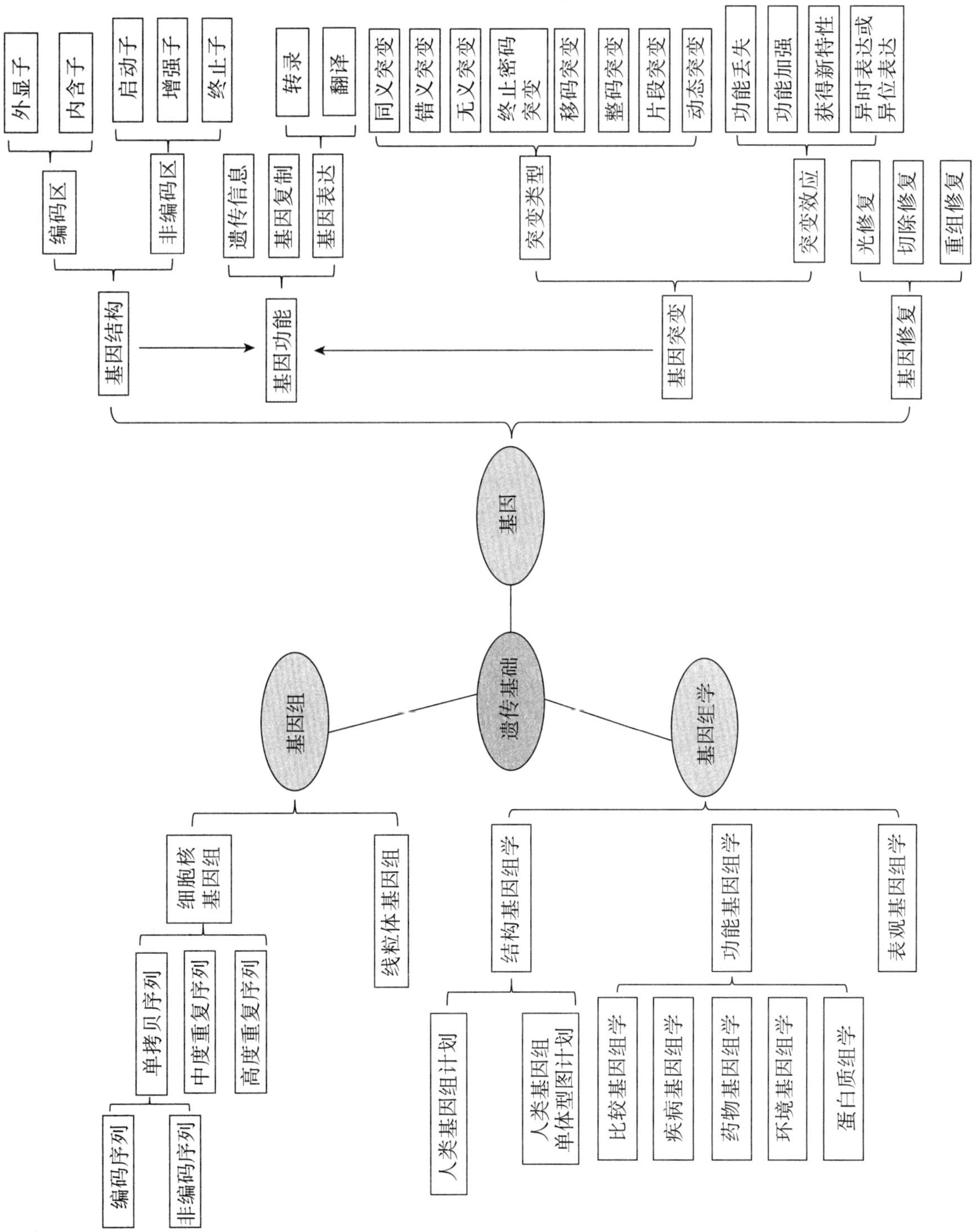

# 内容提要

## 一、DNA 是遗传物质

DNA 具有普遍性、恒定性和稳定性等遗传物质应该具备的基本特征。肺炎链球菌的转化实验直接证明了 DNA 是遗传物质。

## 二、DNA 的组成和结构

DNA 由脱氧核糖核苷酸组成，后者由磷酸、脱氧核糖和含氮碱基（A、G、T 和 C）组成。不同类型的脱氧核糖核苷酸借助 3′, 5′ 磷酸二酯键串联聚合成的多核苷酸链，即 DNA 的一级结构。其中，不同碱基的组成和排列方式决定了 DNA 的性质。DNA 二级结构表现为双螺旋结构，其特点如下：

1．DNA 由两条反向平行的脱氧多核苷酸链组成。一条链的磷酸二酯键为 5′ ← 3′，另一条为 3′ ← 5′。两链以脱氧核糖和磷酸形成的长链为基本骨架，围绕同一中心轴构成螺旋结构。

2．碱基在双螺旋内侧，双链上的碱基以氢键相连，其中 G 与 C 通过三个氢键配对（G ≡ C），A 与 T 通过两个氢键配对（A = T）。

人类细胞核内 DNA 分子通常以特定方式与一些组蛋白结合，以染色质形式存在。在细胞分裂期，DNA 与组蛋白结合成串珠状结构并进一步盘旋成螺线管，最终缠绕折叠成染色（单）体。

## 三、基因的概念和结构

### （一）基因的概念

基因（gene）是特定的 DNA 片段，带有遗传信息，可通过控制细胞内 RNA 和蛋白质（酶）的合成，进而决定生物的遗传性状。基因可自我复制，可发生突变和重组，有一定的自我修复能力。

基因按功能分成结构基因和调控基因。

结构基因（structural gene）指能决定蛋白质或酶分子结构的基因。它们可编码多肽链中的氨基酸，从而决定肽链中氨基酸的组成和序列。结构基因突变会引起相应的蛋白质分子结构发生改变，常表现为蛋白质或酶活性异常。

调控基因（regulatory gene）指可调节控制结构基因表达的基因。调控基因突变可导致一个或多个蛋白质（酶）合成量的改变。

### （二）基因的分子结构

真核生物及人类结构基因的编码序列是不连续的，被非编码序列所分隔，形成嵌合排列的断裂形式，称为断裂基因（split gene）。

构成基因的 DNA 两条脱氧多核苷酸链中，一条链为编码链，其碱基序列储存着遗传信息；另一条链为模板链，是 RNA 合成（转录）的模板，它与编码链互补，故又称反编码链。

表示基因结构时，通常只写编码链的核苷酸序列，并把编码链的5′端写在左边，3′端写在右边，即编码链方向为5′→3′。基因中某结构位点（如转录起点）的5′端区域称该位点的上游，其3′端区域为该位点的下游。以该位点为坐标原点（0），上游碱基对以 –bp 表示，下游碱基对用 +bp 表示。

人类结构基因可分成若干部分：①编码区，包括外显子和内含子；②侧翼序列，位于编码区两侧，包括调控区、前导区和尾部区。调控区包括编码区上游（5′端）的启动子和增强子，以及其下游（3′端）的终止子等。前导区和尾部区分别为编码区外5′端和3′端的可转录的非翻译区。

1．外显子和内含子　大多数真核生物结构基因的编码序列不连续，被非编码序列分隔开来。其中，编码序列称外显子，它是基因中可表达为多肽的部分，非编码序列称为内含子或插入序列。内含子也可转录到前 mRNA 中，但在 mRNA 成熟过程中被剪切掉，最终不能翻译成多肽片段。

2．外显子与内含子接头　外显子与内含子相连接的部位通常是一段高度保守的特定序列，即内含子5′端都是以 GT 开始，3′端都是以 AG 结尾，这种接头方式称为“GT—AG 法则”。这两组碱基是真核基因中普遍存在的，在 RNA 中对应为 GU—AG，是 RNA 剪接的信号。

3．侧翼序列　侧翼序列指第一个外显子和最末一个外显子的外侧存在的非编码区，主要包含一些基因调控序列，如启动子、增强子、终止子等结构，它们参与基因表达的控制。

（1）启动子：启动子指位于转录起始点上游的特异序列，是转录起始时 RNA 聚合酶识别和结合的位点，与转录的启动有关，但本身并不转录，常见下列三种启动子序列。

1）TATA 框：位于转录起始点上游 –20 ～ –50bp（碱基对）处。由 TATAA/TAA/T 7个碱基组成，其中，第5、7位碱基可有两种变换，可能是 A 或 T。它是转录因子 EF Ⅱ 和 RNA 聚合酶Ⅱ识别和作用的部位，保证转录起始的精确性并控制转录水平。

2)CAAT 框：位于转录起始点上游 –70 ～ –100bp 处，由 GGC/TCAATCT 9 个碱基构成，其中第3位可变，可能是 C 或 T。它是转录因子 CTF 的结合位点，控制转录的启动，提高转录效率。

3）GC 框：有两份拷贝，分别位于 CAAT 框的两侧，由 GGCGGG 6 个碱基组成。GC 框是转录因子 $SP_1$ 的结合位点，具有激活转录的功能。

并非所有真核生物的启动子都同时含有上述三种结构框序列。

（2）增强子：增强子是一段能增强转录效率的特定序列。不同基因的增强子序列各不相同，它们位于转录起始点的上游或下游。增强子通常与特异性细胞因子相互作用而加强转录，从而决定基因表达的组织特异性。

（3）终止子：终止子是位于基因末端的一段特异序列，具有终止转录的功能。终止子位于转录终止点的上游，通常由“回文序列”及其下游的约6对 A-T 碱基（A 均在模板链）共同组成。其中，回文序列由一个轴心序列及其两侧的反向重复（互补）序列组成，其转录形成的 RNA 可自身碱基配对，形成发夹结构，随后连接由 AAAAAA 转录成的多个 U。发夹结构阻碍 RNA 聚合酶的继续移动并与其相互作用，同时，由于 RNA 中的 U 与 DNA 中的 A 结合不稳定，致使 RNA 脱离 DNA 模板，促进 RNA 聚合酶的解离，终止转录。

（三）人类基因组

基因组（genome）指生物成熟生殖细胞（单倍体细胞）DNA 分子上的全部基因总和。

人类基因组包括细胞核基因组和线粒体基因组。

细胞核基因组含有人类的绝大多数基因，存在于细胞核内丝状的 DNA 分子上，细胞分裂期则在染色体上。正常人体细胞含两套染色体（2n），故含两个核基因组。核基因组主要由单一序列和重复序列组成。前者主要是结构基因和假基因结构，后者包括高度重复序列、中度重复序列以及基因家族和基因簇中的一些同源序列等。

线粒体基因组存在于细胞质中线粒体内的环状 DNA 分子上，它相对独立，只含 37 个人类基因，线粒体基因组表现为母系遗传方式。

## 四、基因的功能

基因的功能包括遗传信息的储存、复制和表达三个方面。其功能的实现依赖于 DNA 的复制、转录和翻译。

DNA 分子中的核苷酸序列储存着极为丰富的遗传信息。DNA 可通过自我复制，将亲代 DNA 的遗传信息准确地传递给子代 DNA；通过转录将遗传信息传递给 mRNA，后者通过翻译指导蛋白质的合成。

### （一）遗传信息的储存

DNA 的核苷酸序列中，相邻的 3 个核苷酸构成一个三联体遗传密码，决定多肽链上的一个氨基酸。遗传密码通常以 mRNA 上的核苷酸表示，如果用 DNA 中的编码链表示，应把密码子的 U 改成 T。遗传密码具有通用性、兼并性和方向性。

### （二）基因的复制

基因的复制是伴随着 DNA 的复制而实现的，其过程发生在细胞周期的 S 期（DNA 合成期）。DNA 的复制方式为半保留复制。首先，DNA 双螺旋链间的氢键断裂，双链分离成两股单链，然后每条单链各自作为模板，以 4 种脱氧核苷酸（dATP、dGTP、dCTP 和 dTTP）为原料，按照碱基配对原则（A 配 T，C 配 G），合成新的互补链。这样合成的两个子代 DNA 与亲代 DNA 是一样的。它们中的一条单链来自亲代，另一条链是新合成的，故称半保留复制。

DNA 的复制需要解旋酶、解链酶、引物酶、核酸酶、DNA 聚合酶和 DNA 连接酶等酶及蛋白质因子的参与。

### （三）基因的表达

基因表达（gene expression）指储存在基因中的遗传信息，通过转录和翻译，转变成蛋白质或酶分子，决定生物体特定性状的过程。

1．转录（transcription） 以 DNA 为模板，在 RNA 聚合酶作用下合成 RNA 的过程称转录。真核生物及人类的转录过程在细胞核中进行。

转录时，细胞核中 DNA 分子的局部双链在酶的作用下暂时解旋，以其中一条 DNA 链（如 3′→5′）作为 RNA 合成的模板链，按碱基互补配对原则（RNA 中以 U 代 T 和 DNA 的 A 配对），以 4 种核苷酸（ATP、GTP、CTP、UTP）为原料，在 RNA 聚合酶的催化下（沿 DNA 3′→5′滑动）合成出一条单链的 RNA，RNA 合成方向为 5′→3′。

DNA 含有众多的基因，并非所有基因的模板链都是同一条 DNA 单链，究竟以哪条链作为转录模板链，由启动子在哪条链上来决定，这种转录方式称不对称转录。

转录终产物RNA包括mRNA、tRNA和rRNA，分别称信使RNA、转移RNA和核糖体RNA。RNA要经过加工和修饰才能成熟，具备正常功能。成熟的mRNA可进一步翻译出蛋白质。

mRNA的成熟包括剪接、戴帽、加尾等加工过程。

（1）剪接：刚转录出来的前mRNA含有基因内含子、外显子、前导区和尾部区相对应的全部序列。在剪接酶作用下，内含子相对应的序列被切除，外显子相对应的序列连接起来。剪接点是内含子对应序列5′端GU和3′端AG与两侧外显子对应序列的相接处。

（2）戴帽：前mRNA的成熟过程要在5′端加上7-甲基鸟嘌呤核苷三磷酸（$m^7Gppp$），此结构称“帽子”。

（3）加尾：前mRNA成熟通常要加上一段多聚腺苷酸（poly A）尾巴，有100 ~ 200个A。polyA尾巴加在前mRNA 3′端加尾信号序列AAUAAA后面。

（4）戴帽和加尾可增强mRNA稳定性，避免降解，有助于成熟的mRNA从细胞核进入细胞质，帽子结构还是核糖体小亚基的识别信号，可促进mRNA与核糖体结合，以便翻译。

2．翻译（translation） mRNA指导下的蛋白质生物合成称翻译。翻译过程实际上是把DNA转录到mRNA的遗传信息“解读”为多肽链上的氨基酸种类和序列的过程。翻译过程十分复杂，需要mRNA、tRNA、rRNA、核糖体、有关酶以及蛋白质辅助因子等的共同作用，需要各种活化的氨基酸作为原料，依赖ATP、GTP提供能量，整个过程在细胞质进行，可分成几个步骤：

（1）氨酰-tRNA的形成：氨基酸在氨酰-tRNA合成酶和ATP的作用下被激活，并与相应的tRNA结合成氨酰-tRNA复合物。

（2）肽链合成起始：在起始因子（IF）作用下，核糖体的小亚基结合到mRNA的起始密码子AUG上。同时，具起始作用的甲硫氨酰-tRNA（原核生物为甲酰甲硫氨酰-tRNA）通过tRNA的反密码子UAC配对结合上去，然后，核糖体大亚基与小亚基结合成起始复合物。

（3）肽链延长：核糖体有两个氨酰tRNA的结合位点——P位（肽位）和A位（氨基酰位）。起始的甲硫氨酰-tRNA结合在P位，随后根据A位上的密码子，带有相应反密码子的氨酰-tRNA能正确进入A位，在转肽酶催化下，P位上的氨酰基结合到A位的氨酰-tRNA上，形成二肽酰-tRNA。空载的tRNA从P位脱离。然后，A位上的肽酰-tRNA在移位酶和GTP作用下，移到P位。随后，核糖体从mRNA 5′端向3′端移动一个密码子的距离。空载的A位根据其面对的密码子即刻接受一个相应的氨酰-tRNA……如此反复进行，肽链延长。此过程需要延长因子（EF）和GTP参与。

（4）肽链终止：核糖体沿mRNA由5′端向3′端不断移动，当A位出现终止密码子（UAA、UAG或UGA）时，不再有任何氨酰-tRNA进入A位，此时释放因子（RF）结合上去并发挥作用，使肽酰-tRNA酯键断裂，核糖体释放出多肽和tRNA，并与mRNA分离，进一步解离成两个亚基，肽链合成完毕。

新合成的多肽需要进一步加工、修饰才能具有生物学功能。翻译后修饰包括某些氨基酸的磷酸化、乙酰化、羟基化、糖基化、脂化等。加工主要是肽链的剪裁和聚合。例如，人类α、β珠蛋白多肽链必需各结合一个血红素，构成单体，再聚合成$\alpha_2\beta_2$四聚体，才能携带氧气和二氧化碳。

转录和翻译是基因中的遗传信息表现为特定性状的两个功能过程，它们紧密联系，分别在胞核和胞质进行。

（四）基因表达的调控

生物体的生理生化过程依靠各种功能蛋白来实现，与基因表达的调节和控制密切相关。虽然每个细胞都含有该物种的全套基因，但在特定的个体发育阶段，只有部分基因根据需要“定时定量”表达或关闭，表现为阶段特异性或时间特异性。在不同的组织细胞中，基因表达情况也并不相同，只是一些与该组织器官功能相关的基因得以有效表达，表现为组织特异性或空间特异性。基因表达的调控决定了上述基因表达的时空特异性，是生物体能不断适应环境变化、调节自身代谢、生存并繁衍的前提。

真核生物的基因表达调控十分精细和复杂，一般认为真核基因的调控在五个水平上进行，即转录前调控、转录水平调控、转录后调控、翻译水平调控及翻译后调控。

## 五、基因突变

基因突变（gene mutation）指基因的核苷酸组成或序列发生改变。其中，单个碱基改变者称点突变，涉及碱基数目异常的有重复、缺失和插入等。基因突变如果发生在体细胞，变异的遗传物质一般不会传给下一代；若突变发生在生殖细胞，突变基因可传给后代，显性突变可直接在后代产生表型效应。

DNA 分子中核苷酸序列变化是基因突变的分子基础。导致这些变化的主要方式有置换突变、移码突变、整码突变、片段突变和动态突变等。

（一）置换突变

置换突变（substitution mutation）即碱基置换引起的基因突变。DNA 分子中某个碱基被另一种碱基取代称碱基置换（或置换突变）。碱基置换会引起其所在密码子的改变，影响多肽链氨基酸的组成或序列，引起不同的效应。

1．同义突变（samesense mutation） 指某遗传密码子因碱基替换变成的新密码子是同义密码子，编码同一种氨基酸，突变后翻译出的多肽链无变化。这种突变比例较高，但不易检出。

2．错义突变（missense mutation） 指 DNA 中单个碱基置换后，其所在的遗传密码子变成编码另一种氨基酸的遗传密码子，导致多肽链中相应的一个氨基酸发生改变，通常失去正常功能。错义突变往往产生异常蛋白质或酶。

3．无义突变（nonsense mutation） 指单个碱基置换导致一个可编码的密码子变成非编码（无义）的终止密码子时，多肽链合成提前终止。无义突变产生缩短的不完整多肽链，大多无正常功能。

4．终止密码突变（termination codon mutation） 指终止密码子发生单个碱基置换后，变成可编码的密码子，多肽合成至此并不停止，继续合成到下一个终止密码子才终止，结果生成了过长的异常肽链。

（二）移码突变

移码突变（frame shift mutation）指 DNA 链上插入或丢失一两个或多个碱基时，使变化点下游的碱基发生位移，密码子重新组合，导致变化点以后的多肽氨基酸组成和序列全部改变。移码突变可造成终止密码的提前或推后，从而使多肽缩短或延长。

（三）整码突变

整码突变（in-frame mutation）指在 DNA 链的密码子之间插入或丢失一个或几个密码子，可导致多肽链增加或减少一个或几个氨基酸，但变化点前后的氨基酸不变。

（四）片段突变

片段突变是指基因中的某些小片段核苷酸序列发生的改变。它们的变化比点突变要大，主要包括缺失、重复、重组和重排等不同突变形式。减数分裂中，同源染色体的错误配对和不等交换是造成基因结构序列缺失、重复和重组的常见原因。DNA 断裂后片段的倒位重接则是重排的分子基础。

1．缺失　缺失是指基因中某段核苷酸序列的丢失。编码序列缺失时，如果不打乱基因原有的三联体密码结构（读码框），只会导致其编码的多肽链缺少若干个氨基酸；若缺失打乱了基因的读码框（如缺失非 3 的倍数的碱基），则缺失部位下游的密码子要重新组合，导致移码突变。

2．重复　重复是指基因中增加了某一段核苷酸序列。基因中编码序列出现某段重复时，可导致其编码的多肽增加若干个重复的氨基酸；重复也可能打乱基因的读码框，造成移码突变。

3．重组　重组指两种不同基因的局部片段的相互融合或拼接，又称融合突变（fusion mutation）。重组后的核苷酸片段称融合基因，可编码融合蛋白。融合蛋白如果缺少功能性的关键氨基酸序列，则无正常功能；若含有一些关键的氨基酸序列，可能会表现部分的活性。

4．重排　重排指 DNA 链发生两处断裂，断裂的核苷酸片段发生倒位（反转 180°）后重新接上。基因编码序列发生重排，一般不会影响其编码多肽链的长度，但会引起多肽链中某些氨基酸的排列顺序发生改变，进而影响蛋白质的功能。

（五）动态突变

人类基因组的短串联重复序列，尤其是基因编码序列或侧翼序列中的三核苷酸重复，其重复次数在世代传递过程中会出现明显变化，从而导致肽链合成异常，可引起遗传病，称为动态突变（dynamic mutation）。

基因突变可以发生在结构基因的不同部位。如果基因中外显子编码序列发生突变，会引起其编码肽链发生质的改变，如氨基酸置换、肽链缩短或延长，导致肽链功能异常。如果基因中剪接信号序列和调控信号序列发生突变，会影响基因的正常表达，导致多肽合成量的异常。

## 六、基因突变的效应

基因突变可对蛋白质功能产生不同的影响，主要包括功能丢失、功能加强、新特性获得以及异时表达或异位表达，基因突变通常会产生不良后果。

（一）功能丢失

功能丢失突变是最常见的突变形式。无论是编码区突变，还是调控区突变，通常会导致蛋白质失去正常功能或功能低下。

（二）功能加强

功能加强突变是指突变增强了相关蛋白质的活性。可能是蛋白质结构的改变使活性增强；也可能是调控序列突变，使该蛋白质合成量增加导致活性增强。

（三）获得新特性

获得新特性突变指突变导致蛋白质产生新的特性，可引起疾病。例如镰状细胞贫血是由于β-珠蛋白基因突变形成异常的血红蛋白Hb S，它在缺氧的情况下产生了相互聚集的新特性，使红细胞变形能力下降，易破裂造成溶血性贫血。

（四）异时表达或异位表达

异时表达是指突变导致基因在错误的时间进行表达。如突变造成胎儿期表达的γ-珠蛋白基因在成年期继续表达，导致遗传性胎儿血红蛋白持续症。

异位表达是指突变导致基因在不该表达的组织细胞中进行表达。如正常细胞中通常不表达或低表达的癌基因发生突变导致异常表达，形成恶性肿瘤。

## 七、DNA损伤的修复

DNA损伤后，可通过细胞内DNA修复系统中各种酶的作用，使损伤的DNA分子得到修复，恢复其正常结构。

DNA修复方式主要有三种：光修复 、切除修复、重组修复。

1．光修复　主要存在于低等生物。

2．切除修复　主要存在于高等真核生物，是人类DNA损伤的主要修复方式。切除修复是一个多步骤的多酶反应过程，首先切除受损DNA的异常核苷酸，然后再合成一段正常核苷酸连接到切除部位以修补损伤。

3．重组修复　又称复制后修复，是高等生物的主要修复方式。

## 八、人类基因组学

人类基因组学（human genomics）是研究人类基因组的组成结构，基因组内各基因的结构功能、相互关系以及表达调控的科学。涉及结构基因组学、功能基因组学和表观基因组学等方面。

（一）结构基因组学

结构基因组学研究基因组的核苷酸序列、基因组成及基因定位等结构信息。研究的主要技术方法是基因组测序。

1．人类基因组计划　1990年由美国正式启动。2004年10月21日美国、英国、法国、日本、德国及中国共同完成了人类全基因组高精度序列图。人类基因组大小约$3.2\times10^9$bp。目前认为人类基因组中约有2.5万个基因。其主要研究内容包括以下几个方面：

（1）遗传图：又称遗传连锁图，是将每条染色体上的基因或遗传标记的相对位置经连锁分析确定下来而构成的图谱。遗传图中基因间的相对距离以图距单位厘摩（cM）来衡量。

如果两个基因在减数分裂时发生重组事件的频率为 1%，其遗传图距为 1 cM，人类遗传图 1 cM 图距大约相当于 1Mb（百万碱基对）。

（2）物理图：物理图是以碱基对的数目（bp、kb、Mb）为图距，来标明基因和遗传标记在染色体上所处位置的图谱，它表示不同基因和遗传标记在染色体上的实际距离。

（3）序列图：序列图是人类基因组的核苷酸序列图谱，是最高层次、最详尽的物理图。

（4）基因图：基因图是人类基因组中所有基因的具体位置图谱。

2．人类基因组多样性计划　人类基因组多样性计划主要研究与比较不同人种、不同民族、不同人群的基因组差异，了解全人类基因组特征，研究不同人群间对疾病的易感性和抗性的差异，探讨人类进化历史。

人类基因组单体型图计划，2002 年 10 月至 2005 年 10 月 27 日由美国、加拿大、英国、中国、尼日利亚和日本科学家完成人类基因组单体型图。目的是确定和编目人类遗传的相似性和差异性。利用相关信息，进一步研究与人类健康和疾病相关的基因，以及对药物和环境因子个体反应差异相关的基因。

（二）功能基因组学

功能基因组学是在基因组基础上研究所有基因的表达、调控与功能。包括比较基因组学、疾病基因组学、药物基因组学、环境基因组学、蛋白质组学等方面。

1．比较基因组学　在基因组层次上比较不同生物基因组之间异同，探讨其含义。通过对不同模式生物体（如大肠埃希菌、面包酵母、线虫、果蝇、拟南芥、小鼠等）的基因组信息比较，可加深对人类基因组的结构和功能的了解。

2．疾病基因组学（morbid genomics）　主要任务是鉴定重要疾病的致病基因与相关基因，并确定其致病机制。

3．药物基因组学（pharmacogenomics）　以药物疗效和安全性为目标，研究各种基因变异与药物反应的关系，根据不同人群及个体的遗传特征来设计制造药物或制订不同的用药方案，提高疗效和减免毒副作用，最终实现个体化治疗。

4．环境基因组学　研究人体在有害环境因素中疾病易感性差异的遗传基础。通过鉴定影响个体对环境因素反应的基因多态性，可准确预测出影响人类健康的风险并制订出环境保护的策略。

5．蛋白质组学　是在生命整体水平或细胞水平上研究全部蛋白质的定位、结构、功能、表达和修饰以及相互作用的学科。

（三）表观基因组学

表观基因组学在基因组水平上研究表观遗传修饰，揭示各种人类性状包括疾病的表观遗传学机制。

2003 年 10 月实施的人类表观基因组计划，主要针对基因组上 DNA 甲基化信息进行研究，绘制人类基因组位点上的 DNA 甲基化可变位点图谱。通过在表观基因组层面研究正常和疾病组织 DNA 甲基化的差异，揭示多种遗传疾病如肿瘤的表观遗传学机制。

# 应试习题

## 一、名词解释

1．基因 gene
2．结构基因 structural gene
3．调控基因 regulatory gene
4．断裂基因 split gene
5．基因组 genome
6．基因家族 gene family
7．基因簇 gene cluster
8．假基因 pseudogene
9．基因表达 gene expression
10．转录 transcription
11．翻译 translation
12．基因突变 gene mutation
13．置换突变 substitution mutation
14．同义突变 samesense mutation
15．错义突变 missense mutation
16．无义突变 nonsense mutation
17．终止密码突变 termination codon mutation
18．移码突变 frame-shift mutation
19．整码突变 in-frame mutation
20．融合突变 fusion mutation
21．动态突变 dynamic mutation
22．人类基因组学 human genomics
23．疾病基因组学 morbid genomics
24．药物基因组学 pharmacogenomics

## 二、填空题

1．DNA 具有________、________和________等遗传物质的基本特征。

2．DNA 的组成单位是________，后者由________、________和________组成。

3．DNA 和 RNA 的共有碱基是________、________和________。

4．双链 DNA 中，碱基对 A 和 T 之间形成的氢键数目是________，G 和 C 之间的氢键数目是________。

5．基因的化学本质是________。

6．人类基因根据其功能不同可分成________和________。

7．人类基因组包括________基因组和________基因组，人类 DNA 中的重复序列、基因家族主要存在于________基因组。

8．人类线粒体 DNA 结构为________，它含有________个基因，表现为________遗传方式。

9．断裂基因中，首位和末位两个外显子的外侧非编码区统称________序列，包括________区、________区和________区。

10．遗传密码具有________、________和________等特性。

11．DNA 的复制方式是________。

12．基因表达包括________和________两个过程。

13．“中心法则”表示生物体内________的传递或流动规律。

14．mRNA 的成熟包括________、________和________等过程。

15．蛋白质合成中不可缺少的四个步骤是________、________、________和________。

16．真核细胞的基因调控可在不同水平上进行，包括________、________、________、________和________等调控。

17．碱基置换可导致________、________、________和________等突变类型。

18．基因中密码子之间出现几个密码子的插入或丢失，称为________突变。

19．基因中核苷酸链上插入或丢失一两个碱基时，可导致________突变。

20．减数分裂中，同源染色体的错误配对和不等交换是基因片段突变中________、________和________的常见原因。

21．基因突变可导致蛋白质发生________或________变化。

22．高等真核生物受损 DNA 的主要修复方式有________和________。

## 三、选择题

**A 型题**

1．肺炎链球菌转化实验证实遗传物质是
A．多糖
B．蛋白质
C．RNA
D．DNA
E．脂质

2．DNA 分子中脱氧核糖核苷酸之间连接的化学键是
A．离子键
B．氢键
C．磷酸二酯键
D．糖苷键
E．高能磷酸键

3．真核生物结构基因中的外显子与内含子接头处高度保守，内含子两端的结构特征为
A．5′ AG……GT 3′
B．5′ GT……AC 3′
C．5′ AG……CT 3′
D．5′ GT……AG 3′
E．5′ AC……GT 3′

4．基因表达时，遗传信息的流动方向和主要过程是
A．RNA → DNA →蛋白质
B．hnRNA → mRNA →蛋白质
C．DNA → tRNA →蛋白质
D．DNA → mRNA →蛋白质
E．DNA → RNA ←蛋白质

5．mRNA 分子上的蛋白质合成的起始密码是
A．AGU
B．UAG
C．AUG
D．UAA
E．GAU

6．mRNA 分子上蛋白质合成的三个终止密码是
A．GAA　GAG　GGA
B．AGA　AUG　AUU
C．UAU　UGU　UUA
D．UAA　UAG　UGA
E．CCA　CAG　CAC

7．真核细胞中的 RNA 来源于
A．DNA 复制
B．DNA 裂解
C．DNA 转化
D．DNA 转录
E．DNA 翻译

8．遗传密码表中的遗传密码通常以哪种核酸分子的核苷酸三联体表示
A．DNA
B．RNA
C．tRNA
D．mRNA
E．rRNA

9．断裂基因转录的正确过程是
A．基因→ mRNA

B．基因→ hnRNA →剪接→ mRNA
C．基因→ hnRNA →戴帽和加尾→ mRNA
D．基因→前 mRNA → hnRNA → mRNA
E．基因→前 mRNA →剪接、戴帽和加尾→ mRNA

10．mRNA 的成熟过程应剪切掉
A．侧翼序列
B．内含子对应序列
C．外显子对应序列
D．前导序列
E．尾部序列

11．在蛋白质合成中，mRNA 的主要功能是
A．串联核糖体
B．激活 tRNA
C．合成模板
D．识别氨基酸
E．延伸肽链

12．真核细胞的基因调控涉及 DNA 调节序列与有关调节蛋白的相互作用，这种调控属于
A．转录前调控
B．转录水平调控
C．转录后调控
D．翻译水平调控
E．翻译后调控

13．下列碱基置换中，哪种属于转换
A．A ↔ C
B．A ↔ T
C．T ↔ C
D．G ↔ T
E．G ↔ C

14．下列碱基置换中，哪组属于颠换
A．G ↔ T
B．A ↔ G
C．T ↔ C
D．C ↔ U
E．T ↔ U

15．基因中插入或丢失一或两个碱基会导致
A．变化点所在密码子的改变
B．变化点以前的密码子改变
C．变化点及其以后的密码子改变
D．变化点前后的几个密码子改变
E．基因的全部密码子改变

16．某基因表达的多肽中，发现一个氨基酸异常，该基因突变的方式是
A．移码突变
B．整码突变
C．无义突变
D．同义突变
E．错义突变

**B 型题**

A．腺嘌呤
B．鸟嘌呤
C．胞嘧啶
D．胸腺嘧啶
E．尿嘧啶

1．哪种碱基不是 DNA 的成分
2．哪种碱基不是 RNA 的成分

A．A 配 T，G 配 C
B．A 配 G，C 配 T
C．A 配 U，G 配 C
D．A 配 C，G 配 T
E．A 配 T，C 配 U

3．DNA 分子中碱基配对原则是
4．RNA 分子中碱基配对原则是

A．编码区
B．调控区
C．前导区
D．尾部区
E．非编码区

5．人类结构基因的外显子和内含子位于
6．人类结构基因的侧翼序列位于
7．人类结构基因的 5′ 端可转录的非翻

译区是
8. 人类结构基因的3′端可转录的非翻译区是

A. 启动子
B. 增强子
C. 外显子
D. 内含子
E. 终止子

9. 断裂基因中的编码序列是
10. 断裂基因中的插入序列是
11. 断裂基因中的RNA聚合酶结合部位是
12. 断裂基因中的TATA框和CAAT框属于
13. 断裂基因中，能决定基因表达的组织特异性并能增强转录效率的特定序列是
14. 断裂基因中，位于3′末端的回文结构序列属于
15. 断裂基因中的GC框能激活转录，其序列属于

A. DNA
B. hnRNA
C. mRNA
D. tRNA
E. rRNA

16. 储存遗传信息的分子是
17. 传递遗传信息并直接决定多肽链氨基酸序列的分子是
18. 参与核糖体结构的分子是
19. 运转氨基酸的分子是
20. 需要进行剪接、戴帽、加尾等加工和修饰过程才能成熟的分子是

A. 3′→5′
B. 3′→5′或5′→3′
C. 5′→3′和3′→5′
D. 5′→3′
E. 有时3′→5′，有时5′→3′

21. DNA复制时，新链的合成方向是
22. 转录过程中，mRNA的合成方向是
23. 翻译过程中，核糖体沿mRNA链的移动方向是

A. 5′-AAAUUUGGG-3′
B. 5′-AAATTTCCC-3′
C. 5′-GGGTTTAAA-3′
D. 5′-TTTAAAGGG-3′
E. 5′-GGGAAATTT-3′

24. 某mRNA的部分核苷酸序列为5′-AAAUUUCCC-3′，其在DNA上的模板链是
25. 某mRNA的核苷酸序列为5′-AAAUUUCCC-3′，则DNA中的编码链是

A. 细胞质
B. 细胞核
C. 核仁
D. 溶酶体
E. 细胞膜

26. 真核生物的DNA复制主要发生在
27. 真核生物的转录过程主要发生在
28. 真核生物转录后，前mRNA的剪接、戴帽及加尾等加工修饰过程发生在
29. 蛋白质的生物合成发生在

A. 转录前调控
B. 转录水平调控
C. 转录后调控
D. 翻译水平调控
E. 翻译后调控

30. 真核细胞新合成的多肽要进一步加工、修饰和组装，其调控系统属于
31. 真核细胞的基因活化受组蛋白和非组蛋白相互作用的调节，属于
32. 蛋白质生物合成受核糖体数量、蛋

白质因子以及 tRNA 类型和数量的影响，属于

33．真核细胞 mRNA 成熟过程所经历的加工和修饰，受一些特异酶影响，属于

A．同义突变
B．错义突变
C．无义突变
D．终止密码突变
E．移码突变

34．基因突变后，其编码的多肽链肯定会变短，这种突变方式是

35．基因突变后，其编码的多肽链肯定会变长，这种突变方式是

36．基因突变后，其编码的多肽链可能变长，也可能变短，这种突变方式是

37．基因突变后，其编码的多肽链长度无变化，但氨基酸有变化，这种突变方式是

38．基因突变后，其编码的多肽链无任何变化，这种突变方式是

**X 型题**

1．组成 DNA 分子的碱基是
A．A
B．C
C．U
D．G
E．T

2．构成 RNA 分子的碱基是
A．A
B．C
C．G
D．T
E．U

3．DNA 和 RNA 水解后的产物
A．戊糖相同
B．戊糖不同
C．碱基相同
D．碱基不同
E．部分碱基不同

4．DNA 复制需要的原料是
A．dATP
B．dCTP
C．dUTP
D．dGTP
E．dTTP

5．RNA 合成需要的原料是
A．ATP
B．CTP
C．GTP
D．TTP
E．UTP

6．蛋白质生物合成中需要提供能量的分子是
A．ATP
B．CTP
C．GTP
D．TTP
E．UTP

7．蛋白质生物合成直接涉及
A．一些蛋白质或酶
B．DNA
C．mRNA
D．tRNA
E．rRNA

8．真核生物 mRNA 的成熟过程包括
A．剪接
B．戴帽
C．加尾
D．包装
E．聚合

9．真核生物的基因表达调控包括
A．转录前调控
B．转录水平调控
C．转录后调控
D．翻译水平调控
E．翻译后调控

10．人类结构基因的结构包含
A．外显子
B．内含子
C．启动子
D．增强子
E．终止子

11．基因的碱基置换可引起
A．同义突变
B．错义突变
C．无义突变
D．移码突变
E．终止密码突变

12．高等真核生物 DNA 损伤的主要修复方式有
A．光修复
B．暗修复
C．切除修复
D．重组修复
E．复制后修复

## 四、问答题

1．简述 DNA 双螺旋结构的特点。
2．简述人类结构基因的特点。
3．基因有哪些生物学功能?
4．试述 DNA 半保留复制的特点。
5．何谓转录?简述其过程及特点。
6．何谓基因突变?它有哪些主要类型?基因突变会引起什么效应?
7．简述 DNA 的切除修复过程。
8．简述 DNA 的重组修复过程。

# 应试习题参考答案

## 一、名词解释

1．基因指特定的 DNA 片段，带有遗传信息，可通过控制细胞内 RNA 和蛋白质（酶）的合成，进而决定生物的遗传性状。

2．结构基因指能决定蛋白质或酶分子结构的基因。

3．调控基因指可调节控制结构基因表达的基因。

4．断裂基因指编码序列不连续，被非编码序列分隔成嵌合排列的断裂形式的基因。如人类的结构基因。

5．基因组指生物成熟生殖细胞（单倍体细胞）DNA 分子上的全部基因总和。

6．基因家族指进化来源相同，结构、功能相同或相似的一组基因。

7．基因簇指集中成簇，紧密排列在某条染色体特定区域的进化来源相同，结构、功能相同或相似的一组基因。

8．假基因指基因家族中不能产生功能性基因产物的基因结构。

9．基因表达指储存在基因中的遗传信息通过转录和翻译，转变成蛋白质或酶分子，决定生物特定性状的过程。

10．转录指以DNA为模板，在RNA聚合酶作用下合成RNA的过程。

11．翻译指mRNA指导下的蛋白质生物合成过程。

12．基因突变指基因的核苷酸组成或序列发生改变。

13．置换突变指由于碱基置换所引起的基因突变，它包括同义突变、错义突变、无义突变和终止密码突变等类型。

14．同义突变指某遗传密码子因碱基替换变成的新密码子是同义密码子，编码同一种氨基酸，突变后翻译出的多肽链无变化。

15．错义突变指DNA中单个碱基置换后，其所在的遗传密码子变成编码另一种氨基酸的密码子，导致多肽链中相应的一个氨基酸发生改变，错义突变往往产生异常蛋白质或酶。

16．无义突变指单个碱基置换导致一个可编码的密码子变成非编码的终止密码子时，多肽链合成提前终止。无义突变产生缩短的不完整多肽链，大多无正常功能。

17．终止密码突变指终止密码子发生单个碱基置换后，变成可编码的密码子，多肽合成至此并不停止，会继续合成到下一个终止密码才终止，结果生成了过长的异常肽链。

18．移码突变指DNA链上插入或丢失一两个或多个碱基（非3个碱基的倍数）时，引起变化点下游的碱基发生位移，密码子重新组合，导致变化点以后多肽的氨基酸种类和序列发生改变。

19．整码突变指DNA链上密码子之间插入或丢失一个或几个密码子，导致多肽链增加或减少了一个或几个氨基酸，但变化点前后的氨基酸不变。

20．融合突变指两种不同基因的局部片段相互拼接或融合。它产生的重组核苷酸片段即融合基因，可编码融合蛋白。

21．动态突变指人类基因组的短串联重复序列，尤其是基因编码序列或侧翼序列中的三核苷酸重复，其重复次数在世代传递过程中出现明显变化，从而导致肽链合成异常，可引起某些遗传病。

22．人类基因组学是研究人类基因组的组成结构，基因组内各基因的结构功能、相互关系以及表达调控的科学。

23．疾病基因组学的主要任务是鉴定重要疾病的致病基因与相关基因，并确定其致病机制。

24．药物基因组学以药物疗效和安全性为目标，研究各种基因变异与药物反应的关系，根据不同人群及个体的遗传特征来设计制造药物或制订不同的用药方案，提高疗效和减免毒副作用，最终实现个体化治疗。

## 二、填空题

1．普遍性　恒定性　稳定性

2．脱氧核糖核苷酸　脱氧核糖磷酸　含氮碱基

3．腺嘌呤（A）　鸟嘌呤（G）　胞嘧啶（C）

4．2　3

5．DNA

6．结构基因　调控基因

7．核　线粒体　核

8．双链环状　37　母系

9．侧翼　调控　前导　尾部
10．普遍性　简并性　方向性
11．半保留复制
12．转录　翻译
13．遗传信息
14．剪接　戴“帽”　加“尾”
15．氨酰 -tRNA 形成　肽链合成起始　肽链延长　肽链合成终止
16．转录前水平　转录水平　转录后水平　翻译水平　翻译后水平
17．同义突变　错义突变　无义突变　终止密码突变
18．整码
19．移码
20．缺失　重复　重组
21．结构　数量
22．切除修复　重组修复（复制后修复）

## 三、选择题

**A 型题**

1．D　2．C　3．D　4．D　5．C　6．D　7．D　8．D
9．E　10．B　11．C　12．B　13．C　14．A　15．C　16．E

**B 型题**

1．E　2．D　3．A　4．C　5．A　6．E　7．C　8．D
9．C　10．D　11．A　12．A　13．B　14．E　15．A　16．A
17．C　18．E　19．D　20．B　21．D　22．D　23．D　24．D
25．B　26．B　27．B　28．B　29．A　30．E　31．A　32．D
33．C　34．C　35．D　36．E　37．B　38．A

**X 型题**

1．ABDE　2．ABCE　3．BE　4．ABDE　5．ABCE　6．AC
7．ACDE　8．ABC　9．ABCDE　10．ABCDE　11．ABCE　12．CDE

## 四、问答题

1．DNA（B 型）分子是由两条反向平行的脱氧核苷酸链围绕同一中心轴构成的右手螺旋结构。两链以脱氧核糖和磷酸形成的长链为基本骨架，双链上的碱基位于螺旋的内侧，G 与 C 配对，A 与 T 配对，彼此由氢键相连。两链的方向由核苷酸之间的磷酸二酯键走向决定，一条链为 5′ ← 3′，另一条链为 3′ ← 5′。

2．人类结构基因的编码序列是不连续的，被非编码序列所分隔，形成嵌合排列的断裂形式，是典型的断裂基因。人类结构基因可分成：①编码区，包括外显子和内含子；② 侧翼序列，位于编码区两侧，包括调控区、前导区和尾部区。调控区包括启动子、增强子和终止子等。前导区和尾部区分别为编码区外侧 5′ 端和 3′ 端的可转录的非翻译区。

3．基因主要有三大功能：①遗传信息的储存。DNA 分子中的核苷酸序列储存着极为丰富的遗传信息。基因的编码序列中，相邻的三个核苷酸构成一个三联体遗传密码子，决定

多肽上的一个氨基酸。②遗传信息的复制。基因及其携带的遗传信息可伴随着 DNA 的复制而复制。复制后，遗传信息随着细胞的分裂传递给子细胞。③遗传信息的表达。基因中储存的遗传信息，可通过转录传递给 mRNA，后者通过翻译指导蛋白质的合成，进而决定生物的各种性状。

4．DNA 的半保留复制发生在细胞周期的 S 期（DNA 合成期）。首先，解旋酶松弛 DNA 超螺旋结构，解链酶解开 DNA 双链，然后，两条单链各自作为模板，在引物酶的催化下，以游离的三磷酸核苷酸为原料，先在复制起始部位结合上互补的 RNA 引物，随后，在 DNA 聚合酶和 DNA 连接酶作用下，利用三磷酸脱氧核苷酸为原料，按碱基互补原则在引物 3′端逐步合成新的 DNA 互补链，最后，RNA 引物被核酸酶切掉，DNA 新链向 5′端合成并补上引物缺口，新合成的两条互补链与各自的模板链并列盘绕，形成稳定的 DNA 双螺旋结构。这样形成的子代 DNA 分子中，一条单链来自亲代，另一条链是新合成的，故称半保留复制。

5．转录是以 DNA 为模板，在 RNA 聚合酶作用下合成 RNA 的过程。真核生物及人类的转录过程主要在细胞核中进行。首先，在有关酶的作用下，细胞核中 DNA 的局部双链解旋，然后，以其中一条 DNA 链作为 RNA 合成的模板链，按碱基互补配对原则（RNA 中以 U 代 T，和 DNA 的 A 配对），以三磷酸核苷酸 ATP、GTP、CTP 和 UTP 为原料，在 RNA 聚合酶催化下合成出一条单链的 RNA，RNA 合成过程中的延伸方向为 5′ → 3′。在含有许多基因的 DNA 双链中，各个基因的模板链并非全是同一条链，即转录具有不对称性。

6．基因中的核苷酸组成或序列发生改变称基因突变。基因突变的主要类型有置换突变、移码突变、整码突变、片段突变和动态突变等。基因突变可直接引起其编码的蛋白质发生质或量的改变，进而导致不同的效应，主要包括功能丢失、功能加强、新特性获得以及异时表达或异位表达等，基因突变通常引起不良后果。

7．切除修复是一个多步骤的酶促反应过程，是高等真核生物 DNA 的主要修复方式。首先核酸内切酶特异识别 DNA 损伤部位，并在 5′端剪一个切口，然后核酸外切酶从 5′端至 3′端方向切除受损的 DNA 单链，同时，在 DNA 聚合酶作用下以受损单链的互补链为模板合成新的 DNA 单链，最后 DNA 连接酶将新合成的 DNA 单链与原有单链的磷酸二酯键相连结而完成修复。

8．重组修复又称复制后修复，也是高等生物 DNA 的主要修复方式。含有嘧啶二聚体等结构损伤的 DNA 进行复制时，子链中与损伤部位相对应处出现缺口，在这种损伤诱导产生的重组蛋白作用下，完整的母链与有缺口的子链发生重组，从母链来的核苷酸片段修补了子链上的缺口。重组后母链的缺口可通过 DNA 聚合酶作用，以对侧子链为模板，合成单链 DNA 片段来填补，随后在 DNA 连接酶的作用下，以磷酸二酯键使新片段与旧链连接而完成修复。

（张　涛）

# 第二章　人类染色体

## 思维导图

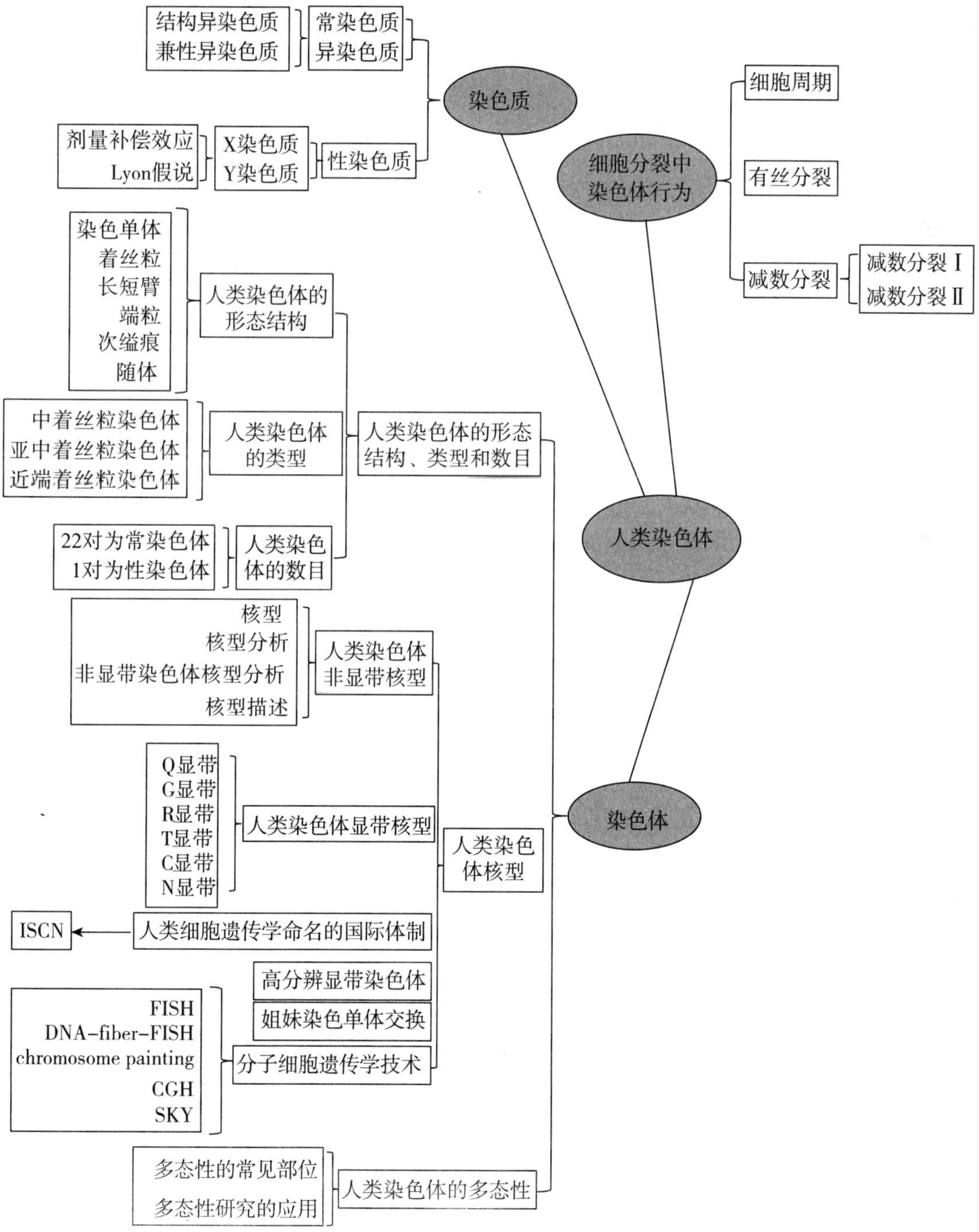

# 内容提要

## 一、染色质和染色体

染色质（chromatin）与染色体（chromosome）是同一种物质在细胞周期不同时期所表现的不同存在形式。在真核细胞中，染色质和染色体是一种由 DNA、组蛋白、非组蛋白及 RNA 等组成的核蛋白复合物，是遗传物质——基因的载体。染色质是细胞间期核内伸展的 DNA 蛋白质纤维，而染色体则是细胞分裂期核内高度螺旋化的 DNA 蛋白质纤维，是间期染色质结构紧密盘绕折叠的结果。

（一）常染色质和异染色质

1．常染色质（euchromatin） 在细胞间期螺旋化程度低，呈松散状，染色较浅而均匀，含有单一或重复序列的 DNA，具有转录活性，常位于间期细胞核的中央部分。

2．异染色质（heterochromatin） 在细胞间期螺旋化程度较高，呈凝缩状态（condensation），而且染色较深，多分布在核膜内表面，其 DNA 复制较晚，含有重复 DNA 序列，很少进行转录或无转录活性，为间期核中不活跃的染色质。异染色质的特点为：①间期凝缩；②遗传惰性（基因多不表达）；③晚期复制。

异染色质有专性异染色质（或称结构异染色质）和兼性异染色质两种类型：

（1）结构异染色质（constitutive heterochromatin）：是异染色质的主要类型，在各种细胞中总是处于凝缩状态，一般为高度重复的 DNA 序列，没有转录活性，常见于染色体的着丝粒区、端粒区、次级缢痕以及 Y 染色体长臂远端 2/3 区段等。

（2）兼性异染色质（facultative heterochromatin）：又称功能异染色质，在特定细胞或在一定发育阶段，呈凝缩状态而失去功能，而在另一发育阶段时，又呈松散状态而恢复功能，如 X 染色质就是一种兼性异染色质。

（二）性染色质（sex chromatin）

1．X 染色质（X-chromatin） 在哺乳类动物（包括人类）中，大部分正常雌性或女性个体的间期细胞核膜内侧有一个特征性的浓缩小体，其与性别和 X 染色体数目有关，在雄性或男性中不存在，称为 X 染色质，早年称为性染色质小体（sex-chromatin body）、巴氏小体（Barr body）或 X 小体。一个间期细胞核内的 X 染色质数目等于 X 染色体数目减去 1。例如，核型为 45, X 的先天性卵巢发育不全综合征个体的间期细胞核中无 X 染色质；核型为 47, XXY 的男性个体的间期细胞核中具有一个 X 染色质。

（1）X 染色体的剂量补偿效应（dosage compensation）：X 染色体的剂量补偿效应是指在 XY 性别决定机制的生物中，使两性 X 连锁基因产物的量在两种性别中保持在相等或近于相等的有效剂量的遗传效应。如在哺乳动物中，X 染色体上的基因在雌性体细胞中有相同的两份，而雄性体细胞中只有一份。但在雌性与雄性个体的表型上看不出任何显著的差异。在正常的哺乳类动物（包括人类），雌性个体的细胞中有一条 X 染色体是失活的，这样使雌性和雄性的细胞中都只有一条 X 染色体具有活性。

（2）Lyon 假说：1961 年，Mary Lyon 提出了阐明哺乳动物的 X 染色体的剂量补偿效应和失活的假说，其主要内容是：

1）失活是完全的。正常雌性哺乳动物的体细胞中，只有一条X染色体具有活性，另一条X染色体在遗传上是失活的，在间期细胞核中螺旋化而呈异固缩状态，称Lyon化现象。

2）X染色体失活发生在胚胎发育早期。X染色体随机失活发生在女性早期发育阶段。女性胚胎形成之后很短一个时期，遗传自父方和母方的X染色体均有活性。胚胎发育的第1周，通过位于Xq13.2的X失活中心等，使某条X染色体发生随机失活。

3）X染色体的失活是随机的。异固缩的X染色体可以来自父亲，也可以来自母亲。

4）失活是永久的和克隆式繁殖的。一旦某一特定的细胞内的X染色体失活，那么由该细胞而增殖的所有子代细胞也总是这一个X染色体失活。

失活X染色体上有一个X失活中心，位于Xq13上。X失活中心包含一个特殊的基因*XIST*（inactive specific transcripts），*XIST*的显著特点是其只在失活X染色体上进行转录；而在男性或女性细胞的活性X染色体上都不进行转录。虽然X染色体失活通常是随机的，是染色体的一个特征，但不是完全的，并非失活的X染色体上所有基因都失去了活性，至少有15%的基因逃脱了这种失活，无论在活性X染色体和失活X染色体上都可以表达。

2．Y染色质　正常男性细胞中Y染色体长臂远端2/3区段为结构异染色质，可被荧光染料染色发出荧光。因此，正常男性的间期细胞用荧光染料染色后，在细胞核内出现一强荧光小体，称为Y染色质。细胞中Y染色质的数目与Y染色体数目相同。

（三）人类染色体的形态结构、类型和数目

1．人类染色体的形态结构

（1）染色单体（chromatid）：每一中期染色体都具有两条染色单体，互称为姐妹染色单体（sister chromatid）。

（2）着丝粒（centromere）：两条染色单体之间由着丝粒相连接，着丝粒处凹陷缩窄，称初级缢痕（primary constriction）。

（3）长短臂：着丝粒将染色体分为短臂（p）和长臂（q）。

（4）端粒（teromere）：在长臂和短臂的末端分别有一特化部位称为端粒。端粒是一种特殊的蛋白质-DNA结构，含有TTAGGG 6核苷酸重复的延伸序列，起着维持染色体形态结构的稳定性和完整性的作用。

（5）次缢痕（secondary constriction）：有些染色体的长、短臂上可见凹陷缩窄区，称为次缢痕。

（6）随体（satellite）：人类近端着丝粒染色体的短臂末端可见球状结构，称为随体。随体柄部为缩窄的次缢痕。次缢痕与核仁的形成有关，称为核仁形成区或核仁组织者区（nucleolus organizing region，NOR）。

2．人类染色体的类型　根据着丝粒的相对位置，将人类染色体分为三种类型：

（1）中着丝粒染色体（metacentric chromosome）；

（2）亚中着丝粒染色体：（submetacentric chromosome）；

（3）近端着丝粒染色体（acrocentric chromosome）。

3．人类染色体的数目　人类正常体细胞有46条染色体（2n = 46），其中22对为常染色体（autosome），1对为性染色体（sex chromosome）。一个正常生殖细胞（配子）具有23条染色体（n = 23）。一个生殖细胞（配子）中所含的全套染色体称为一个染色体组

（chromosome set）。一个染色体组所包含的全部基因，即一个单倍体细胞所包含的全部遗传信息称为基因组（genome）。

（四）人类染色体核型

1．人类染色体非显带核型

（1）核型（karyotype）：一个体细胞中的全部染色体，按其大小、形态特征顺序排列所构成的图像。

（2）核型分析（karyotype analysis）：对核型进行染色体数目、形态特征的分析称为核型分析。

（3）非显带染色体核型分析：根据染色体长度和着丝粒的位置等，将人的体细胞 46 条染色体进行配对、顺序排列、编号。1 ～ 22 号为常染色体，是男女共有的 22 对染色体。其余一对随男女性别而异，为性染色体，女性 XX，男性 XY。将这 23 对染色体分为 A、B、C、D、E、F、G 7 个组，A 组最大，G 组最小。X 染色体列入 C 组，Y 染色体列入 G 组。

（4）核型描述：按国际标准，核型的描述包括两部分内容，第一部分是染色体总数，第二部分是性染色体组成，两者之间用“,”隔开。正常女性核型描述为 46, XX。正常男性核型描述为 46, XY。在正常核型中，染色体是成对存在的，每对染色体在形态结构、大小和着丝粒位置上基本相同，其中一条来自父方的精子，一条来自母方的卵子，称为同源染色体（homologous chromosome）；而不同对染色体彼此称为非同源染色体。非显带染色体核型是指按常规染色方法所得到的染色体标本，染色体除着丝粒和次缢痕外，整条染色体均匀着色，因此，很难准确鉴别多数组内染色体的序号。

2．人类染色体显带核型　用各种染色体显带技术，使染色体沿其长轴显出明暗或深浅相间的带纹，而每一号染色体都有其独特的带纹，这就构成了每条染色体的带型。同源染色体的带型基本相同，不同对的染色体的带型不同。通过显带染色体核型分析，可以准确的识别每一号染色体。

主要的显带技术有以下几种：

（1）Q 显带（Q banding）：1968 年 Caspersson 等用荧光染料氮芥喹吖因（quinacrine mustard，QM）处理染色体后，在荧光显微镜下，发现染色体显示出一条条宽窄和亮度不同的横纹，即染色体的 Q 带（Q band）。

（2）G 显带（G banding）：染色体标本用碱、胰蛋白酶或其他盐溶液处理后，再用吉姆萨（Giemsa）染色，染色体上出现与 Q 带相类似的深浅相间的带纹，称 G 带（G band）。G 带与 Q 带相对应。G 显带方法简便，带纹清晰，染色体标本可以长期保存，因此被广泛用于染色体病的诊断和研究。

（3）R 显带（R banding）：用盐溶液处理标本后，再用 Giemsa 染色，显示出与 G 带相反的带，称反带（reverse band）或 R 带（R band）。

（4）T 显带（T banding）：将染色体标本加热处理后，再用 Giemsa 染色可使染色体末端区段特异性深染，称 T 带（T band）。

（5）C 显带（C banding）：用 NaOH 或 $Ba(OH)_2$ 处理标本后，再用 Giemsa 染色，可使着丝粒和次缢痕的结构异染色质部分深染，如 1、9、16 号染色体的次缢痕以及 Y 染色体长臂远端的 1/2 ～ 2/3 的区段，所显示的带纹称 C 带（C band）。C 显带可用于检测 Y 染色体、着丝粒区以及次缢痕区的变化。

（6）N 显带（N banding）：用硝酸银染色，可使染色体的随体及核仁形成区（NOR）呈现出特异性的黑色银染物，这种银染色阳性的 NOR 称为 Ag-NOR。Ag-NOR 的可染性取决于它的功能活性，即具转录活性的 NOR 着色，但受染物质不是次级缢痕本身，而是附近与 rDNA 转录有关的一种酸性蛋白。

3．人类细胞遗传学命名的国际体制　1970 年在巴黎召开的人类细胞遗传学会议提出了区分每个显带染色体区、带的标准系统。1978 年的国际会议上，制定了《人类细胞遗传学命名的国际体制》（An International System for Human Cytogenetic Nomenclature，ISCN），提出了统一的符号和术语。后来又进行了多次补充和修正。最新版 ISCN 于 2013 年出版。

描述一特定带时需要写明 4 个内容：①染色体序号；②臂的符号；③区号；④带号。例如：1p36 表示第 1 号染色体短臂 3 区 6 带。

4．高分辨显带染色体　人中期染色体的带纹数较少，一套单倍体染色体带纹数仅有 320 条带。20 世纪 70 年代后期由于技术的改进，可以从早中期、前中期、晚前期细胞得到更长、带纹更丰富的染色体，一套单倍体染色体即可显示 550 ～ 850 条或更多的带纹。即在中期染色体原有的带纹上分出更多更细的带，称为亚带。这种染色体称为高分辨显带染色体（high resolution banding chromosome，HRBC）。

高分辨显带的命名方法是在原带序号之后加“.”，并在“.”之后写亚带的序号。例如：原来的 1p36 带被分为三个亚带，分别命名为 1p31.1，1p31.2，1p31.3，即表示 1 号染色体短臂 3 区 1 带第 1 亚带、第 2 亚带、第 3 亚带。若亚带再分成更细的带，称为次亚带，如 1p31.3 再分成三条次亚带，则写为 1p31.31，1p31.32，1p31.33。

5．姐妹染色单体交换（sister chromatid exchange，SCE）　是一条染色体的两条姐妹染色单体在细胞内可自发地或在某些因素作用下在同一位置同时发生断裂，并互换片段后重新接合的现象。因为是在同一位置上发生的对等同源片段的交换，染色体的形态和带型都没有发生改变。

6．分子细胞遗传学技术　分子细胞遗传学（molecular cytogenetics）是传统细胞遗传学与分子遗传学相结合的一门学科。分子细胞遗传学在医学遗传学的研究中起到了推动性的作用，并在临床诊断中发挥了日益重要的作用。

（1）荧光原位杂交技术（fluorescence in situ hybridization，FISH）：是在原位杂交技术的基础上发展起来的。其基本原理与原位杂交一样，是利用 DNA 碱基互补配对的特点，在体外的一定条件下，使同源的 DNA 链或 DNA-RNA 单链结合成双链。FISH 使用荧光标记的 DNA、RNA 或与 mRNA 互补的 cDNA 探针和染色体或基因杂交，从而在中期染色体、间期核、组织切片、裂殖细胞或配子细胞上检测 DNA 顺序。

（2）DNA 纤维荧光原位杂交技术（DNA-fiber-FISH）：是一种可目视的高分辨基因组制图技术。其杂交及检测分析步骤和染色体的 FISH 基本相同，但染色体的 FISH 分辨率为 1 ～ 2 Mb，所以只能将染色体定位到亚带水平，不适于定位克隆研究。而 DNA-Fiber FISH 的分辨率可达到 10 kb，探针长度在 1 ～ 300 kb 范围内，在定位克隆中具有重要作用。因此，DNA 纤维荧光原位杂交技术已成功应用于人类基因组制图、染色质结构分析以及染色体病、肿瘤等遗传性疾病的分析研究中。

（3）染色体涂染（chromosome painting）：是将荧光原位杂交和染色体原位杂交相结合而建立起来的。即用单链 DNA 或 Cot-1 封闭基因组 DNA 重复序列，以减少非特异性杂交信号，增强特异性杂交的信号强度，并用染色体特异性 DNA 库作为探针池，用不同的荧光涂染整条染色体或染色体特异区段，从而使待测的整条染色体或染色体特异区段显示出发荧光的杂交信号，根据结果作出分析诊断。

用于染色体涂染的探针可以是整条染色体，也可以是染色体的特异区段。

（4）比较基因组杂交（comparative genomic hybridization，CGH）：是在FISH的基础上建立起来的。探针是整个基因组DNA，而不是一个点或一个区域。可在全部染色体或在染色体亚带水平上，对不同基因组之间DNA序列拷贝进行检测和定位。主要用于确定未知区域的DNA扩增或缺失，如染色体不平衡片段的识别和染色体重排的研究、相关种属间或同一种属内不同个体之间基因组差异的研究等。尤其是CGH回避了实体肿瘤染色体制备的难题，这是其他FISH方法难以替代的。目前，CGH已广泛应用于肿瘤遗传的研究中。

（5）光谱核型分析（spectral karyotyping，SKY）：与常规的FISH不同，SKY除了杂交外，还对染色体进行不同颜色组合的标记，使每条染色体分别显示出不同的颜色谱。由于每对同源染色体都有独特的颜色，因此可应用SKY技术，观察所有染色体的结构改变，识别标记染色体以及常规染色体核型分析不能识别的复杂或隐蔽的染色体重排。SKY可以准确地检测大于1 Mb的染色体异常。目前，SKY已经应用于产前诊断和肿瘤的细胞遗传学诊断中。

（五）人类染色体的多态性

在正常健康人群中，存在着各种染色体的恒定微小变异，包括结构、带纹宽窄和着色强度等。这类变异是按孟德尔方式遗传的，通常没有明显的表型效应或病理学意义，称为染色体多态性（chromosome polymorphism）。

1．染色体多态性的常见部位

（1）Y染色体的长度变异：主要变异部位是Y长臂结构异染色质区（q远端2/3区段）。

（2）D组、G组近端着丝粒染色体的短臂、随体及随体柄部次缢痕区（NOR）。

（3）第1、9和16号染色体次缢痕，表现为次级缢痕的有无或长短的差异。此外，在1、9和16号染色体的着丝粒异染色质区也可出现多态性的倒位。

2．染色体多态性研究的应用

（1）可用于追溯额外染色体或异常染色体的来源。

（2）法医中可用以亲权鉴定。

（3）染色体多态性变异可作为一项标记，进行不同种族或民族人群中的遗传学研究。

## 二、细胞分裂过程中染色体的行为

（一）细胞周期（cell cycle）

细胞周期即细胞增殖周期，是指细胞从一次分裂结束开始，到下一次分裂结束时为止所经历的全过程。

细胞增殖周期可分为间期和有丝分裂期。间期（interphase）包括G1期、S期和G2期。

（二）有丝分裂（mitosis）

分为4个时期：

1．前期（prophase） 核内染色质螺旋化，逐渐变粗变短，形成细丝状的染色体。核仁、核膜消失。

2．中期（metaphase） 染色体高度螺旋化，达到最大的浓缩，具有典型的形态结构。

并在纺锤丝微管的牵引下，向细胞中央集中形成赤道板。

3．后期（anaphase）　每条染色体的着丝粒纵裂，染色单体分别移向细胞两极。

4．末期（telophase）　染色体逐渐解螺旋而成染色质。核仁、核膜重新出现。同时细胞膜中部向内凹陷，分为两个子细胞。

经过一次有丝分裂过程，DNA 复制一次，细胞分裂一次，染色体同时也分裂了一次，并平均分配到两个子细胞中。这样保证了新的子细胞具有与母细胞相同的全套遗传物质，从而保证了所有细胞的染色体数目的恒定性。

（三）减数分裂

减数分裂（miosis）是生殖细胞发生过程中的一种特殊的细胞分裂。是连续的两次细胞分裂，包括减数分裂Ⅰ和减数分裂Ⅱ。

1．减数分裂Ⅰ　可分为前期Ⅰ、中期Ⅰ、后期Ⅰ和末期Ⅰ。

（1）前期Ⅰ：减数分裂的前期Ⅰ是一个复杂的变化过程，分为几个阶段：

1）细线期：染色体呈细丝状，每条染色体由两条染色单体构成，但光镜下不能识别。

2）偶线期：同源染色体（homologous chromosome）互相靠拢，发生配对现象，称为联会（synapsis）。配对的同源染色体之间沿其长轴形成联会复合体（synaptonemal complex）。每对联会的同源染色体形成一个二价体（bivalent）。

3）粗线期：染色体进一步螺旋化，变粗变短，光镜下可见每条染色体由两条染色单体构成。每个二价体包括 4 条染色单体，称为四分体（tetrad）。同源染色体的染色单体之间互称为非姐妹染色单体，此期可发生非姐妹染色单体之间相应片段的交换（crossing over），这是遗传物质交换和重组的基础。

4）双线期：染色体进一步螺旋化而缩短增粗，联会复合体解体。同源染色体互相排斥而分离，使互换后的染色体之间出现交叉（chiasma）。交叉点逐渐向染色体的末端移动，这种现象称交叉端化。由此可知，交叉点的位置并不意味着是交换的位置。

5）终变期：染色体继续螺旋化而变得更粗更短。交叉继续端化而数目减少。核仁、核膜消失，纺锤体开始形成。

（2）中期Ⅰ：二价体排列在赤道板上，纺锤丝与着丝粒相连，同源染色体的着丝粒朝向两极。此时二价体仍可见交叉联系。

（3）后期Ⅰ：二价体中的两条同源染色体彼此分开，分别移向两极。每极只得到二价体的一半，即同源染色体中的一条，它含有两条姐妹染色单体，称二分体（diad）。同时非同源染色体之间相互独立，随机组合移向两极。

（4）末期Ⅰ：染色体到达两极，解螺旋、伸展又形成染色质。核仁、核膜重新出现，细胞质也分开形成两个子细胞，即次级精母细胞或次级卵母细胞和极体。每个子细胞中染色体已经减半，为单倍体（n），细胞中有 n 个二分体，即 n 个复制了的染色体。

2．减数分裂Ⅱ　在减数分裂Ⅰ基础上，DNA 不再复制，迅速进入第二次有丝分裂。

总结：

（1）减数分裂过程中，细胞经过两次连续的分裂，而 DNA 只复制一次，即染色体只复制一次。造成了染色体减半，产生单倍体的生殖细胞。精卵结合后又重新形成二倍体细胞，维持了各物种染色体的恒定。

（2）减数分裂过程中，同源染色体的联会配对，可使非姐妹染色体之间对称位置发生片段交换，即父源和母源染色体之间发生遗传物质交换。从而产生遗传物质的重新组合，形成生物个体的多样性。这种交换使染色体上连锁在一起的基因发生重组，这是连锁和互换律的细胞学基础。

(3) 减数分裂Ⅰ中，同源染色体分离，分别进入不同子细胞，是分离律的细胞学基础，非同源染色体之间随机组合进入子细胞，这正是自由组合律的细胞学基础。

# 应试习题

## 一、名词解释

1. 染色质 chromatin
2. 异染色质 heterochromatin
3. 染色体 chromosome
4. 同源染色体 homologous chromosome
5. 着丝粒 centromere
6. 端粒 telomere
7. 姐妹染色单体 sister chromatid
8. 核型 karyotype
9. 核型分析 karyotype analysis
10. 荧光原位杂交 fluorescence in situ hybridization
11. 染色体多态性 chromosomal polymorphisms
12. 细胞周期 cell cycle
13. 染色体组 chromosome set

## 二、填空题

1. 人的细胞分裂中期染色体在光镜下可见每个染色体均由两条组成，彼此互称为________。

2. 染色体核型分为 7 组，其中有随体结构的是________和________两组染色体。

3. X 染色体和________组染色体的形态不易区分。

4. 正常男性细胞中 Y 染色体长臂远端 2/3 区段为________，可被荧光染料染色发出荧光。

5. 三倍体的每个细胞中含________个染色体组。

6. 根据着丝粒相对位置不同，可将人染色体分为________、________和________染色体。

7. X 染色体失活发生在胚胎发育的________，人类大约在胚胎发育的第________天时发生失活。

8. X 染色体失活可能与 X 失活中心的________基因相关。

9. 在真核生物中，一个正常生殖细胞中所含的全部染色体称为一个________，其上所含的全部遗传信息称为________。

10. ISCN 代表________。

11. 一个正常人体细胞中应有________对染色体，其中______对为男女所共有，称为________；另一对因男女性别而异，称为________。

12. 描述某一染色体的某一特定带时，需要写明以下几个内容：①____________、②________、③________、④________。

13. 染色体的随体柄部凹陷缩窄的次缢痕与核仁的形成有关，称为________。

14．有些染色体的长臂、短臂上可见凹陷缩窄区，称为________。

15．正常女性个体在间期细胞核的核膜内缘，可见一个被碱性染料浓染的染色质，称为________。

## 三、选择题

**A 型题**

1．染色质和染色体是
A．同一物质在细胞不同时期的两种不同的存在形式
B．不同物质在细胞不同时期的两种不同的存在形式
C．同一物质在细胞同一时期的不同表现
D．不同物质在细胞同一时期的不同表现
E．同一种物质

2．异染色质是指间期细胞核中
A．螺旋化程度高、有转录活性的染色质
B．螺旋化程度低、有转录活性的染色质
C．螺旋化程度高、无转录活性的染色质
D．螺旋化程度低、无转录活性的染色质
E．异常的染色质

3．真核细胞中染色体主要是由
A．DNA 和 RNA 组成
B．DNA 和组蛋白组成
C．RNA 和蛋白质组成
D．核酸和非组蛋白组成
E．组蛋白和非组蛋白组成

4．经检查发现，某个体的体细胞核中有 2 个 X 小体，表明该个体的体细胞中有（　）条 X 染色体
A．1
B．2
C．3
D．4
E．5

5．根据 ISCN，人类 C 组染色体数目为
A．7 对
B．6 对
C．7 对 +X 染色体
D．6 对 +X 染色体
E．5 对 +X 染色体

6．常染色质是指间期细胞核中
A．螺旋化程度高、有转录活性的染色质
B．螺旋化程度低、有转录活性的染色质
C．螺旋化程度高、无转录活性的染色质
D．螺旋化程度低、无转录活性的染色质
E．螺旋化程度低、很少有转录活性的染色质

7．染色体显带鉴定技术中哪种需要用到前中期或晚前期的染色体
A．C 显带
B．高分辨显带
C．G 显带
D．姐妹染色单体交换
E．Q 显带

8．X 染色体失活与 X 染色体上的失活中心有关，其中的（　）可能是 X 失活的一个关键调控基因
A．*XIST* 基因
B．*SRY* 基因
C．*AZF* 基因
D．*FMR-1* 基因
E．*FMR* 基因

9．细胞增殖周期是指
A．从一次细胞分裂结束开始，到下一次细胞分裂结束为止所经历的全过程
B．从一次细胞分裂开始，到下一次细胞分裂结束为止所经历的全过程
C．从一次细胞分裂结束开始，到下一次细胞分裂开始为止所经历的全过程
D．从一次细胞分裂开始，到下一次细胞分裂开始为止所经历的全过程
E．从一次细胞分裂开始，到本次细胞分裂结束的全过程

10．生殖细胞发生过程中单分体出现在
A．减数分裂前期Ⅱ
B．减数分裂中期Ⅱ
C．减数分裂后期Ⅰ
D．减数分裂后期Ⅱ
E．减数分裂末期Ⅰ

11．减数分裂和有丝分裂的相同点是
A．细胞中染色体数目都不变
B．都有同源染色体的分离
C．都有 DNA 复制
D．都有同源染色体的联会
E．都有同源染色体之间的交叉

12．生殖细胞发生过程中四分体出现在减数分裂前期Ⅰ的
A．细线期
B．偶线期
C．粗线期
D．双线期
E．终变期

13．生殖细胞发生过程中染色体的减半发生在
A．增殖期
B．生长期
C．第一次成熟分裂
D．第二次成熟分裂
E．两次分裂之间

14．同源染色体的联会发生在减数分裂前期Ⅰ的
A．细线期
B．偶线期
C．粗线期
D．双线期
E．终变期

15．按照 ISCN 的标准系统，1 号染色体，短臂，3 区，1 带第 3 亚带应表示为
A．1p31.3
B．1q31.3
C．1p3.13
D．1q3.13
E．1p313

16．DNA 的复制发生在细胞周期的
A．分裂前期
B．分裂中期
C．分裂后期
D．分裂末期
E．间期

17．某种生物的染色体数目为 2n = 6 条，如果不考虑交换，它可能形成的正常生殖细胞类型是
A．2 种
B．4 种
C．6 种
D．8 种
E．10 种

18．仅在某些细胞类型或特殊的发育阶段呈现凝缩状态的染色质称为
A．结构异染色质
B．兼性异染色质
C．常染色质
D．X 染色质
E．Y 染色质

19．人类染色体数目 2n = 46 条，如果不考虑交换，则人类可形成的正常生殖细胞的类型有

A．246
B．223
C．232
D．462
E．642

**B 型题**

A．前期Ⅰ
B．中期Ⅰ
C．后期Ⅰ
D．中期Ⅱ
E．后期Ⅱ

1．减数分裂过程中两条姐妹染色单体分离，分别移向两极的过程发生在
2．减数分裂过程中同源染色体分离，分别移向两极的过程发生在
3．减数分裂过程中同源染色体的联会过程发生在
4．减数分裂过程中非姐妹染色单体之间的交换发生在
5．生殖细胞发生过程中单分体形成于
6．生殖细胞发生过程中四分体出现于

A．常染色质
B．染色体
C．结构异染色质
D．兼性异染色质
E．染色单体

7．染色体的端粒区为
8．染色体的次缢痕区为
9．X 染色质为
10．Y 染色质为
11．细胞间期核中解螺旋状态的染色质为
12．有丝分裂期螺旋化、浓缩了的染色质称为

A．染色单体
B．染色体
C．姐妹染色单体
D．非姐妹染色单体
E．同源染色体

13．在核型中的每对染色体，其中一条来自父方的精子，另一条来自母方的卵子，在形态结构上基本相同，称为
14．每一中期染色体都具有两条染色单体，互称为
15．分裂中期的每条染色体都含有两条
16．两条同源染色体的单体互称为

A．染色体组
B．基因组
C．染色体组型
D．单倍体（n = 23）
E．二倍体（2n = 46）

17．卵原细胞中染色体数目为
18．次级卵母细胞中染色体数目为
19．精细胞中染色体数目为
20．一个正常生殖细胞中全部染色体数目称为一个
21．一个正常生殖细胞中全部染色体上所包含的全部基因称为一个

**X 型题**

1．染色体 C 显带可使以下哪些部位深染
A．着丝粒
B．次缢痕
C．长臂
D．Y 染色体长臂远端
E．短臂

2．染色体多态性部位常见于
A．X 染色体长臂
B．Y 染色体长臂
C．1、9、16 号染色体次缢痕
D．端粒
E．随体及随体柄部次缢痕区

3．X 染色体的失活发生在
A．细胞分裂中期
B．细胞分裂后期

C．胚胎发育的第16天
D．胚胎发育早期
E．胚胎发育后期

4．下列人类细胞中哪些具有23条染色体
A．精原细胞
B．卵原细胞
C．次级卵母细胞
D．次级精母细胞
E．卵细胞

5．根据着丝粒的位置可将人类染色体分为
A．中着丝粒染色体
B．亚中着丝粒染色体
C．近端着丝粒染色体
D．端着丝粒染色体
E．偏着丝粒染色体

6．染色体多态性的常见部位包括
A．Y长臂结构异染色质区
B．D组、G组染色体的随体及随体柄部次缢痕区
C．X染色体末端
D．第1、9和16号染色体次缢痕区
E．着丝粒

7．核型为47, XXY的男性个体的间期核中具有
A．1个X染色质
B．1个Y染色质
C．2个X染色质
D．0个X染色质
E．1个X染色质+1个Y染色质

8．染色体的次缢痕包括
A．着丝粒部位
B．随体柄部位
C．长臂的缩窄部位
D．短臂的缩窄部位
E．端粒部位

9．真核细胞染色体的化学组成是
A．RNA
B．糖蛋白
C．组蛋白
D．非组蛋白
E．DNA

10．结构异染色质包括以下几个部位
A．着丝粒区
B．端粒区
C．次缢痕区
D．Y染色体长臂远端2/3区段
E．X染色质

11．细胞分裂中期的染色体包括以下几个部位
A．着丝粒区
B．端粒区
C．短臂
D．长臂
E．染色单体

## 四、问答题

1．简述人类染色体的多态性及其应用。
2．简述莱昂（Lyon）假说及X染色质检查的临床意义。
3．简述常用的分子细胞遗传学技术。
4．常染色质与异染色质在结构和功能上有何差异？

# 应试习题参考答案

## 一、名词解释

1．染色质：在间期细胞核中含有伸展（解螺旋）呈细丝状部分、易被碱性染料着色的核蛋白物质称为染色质。

2．异染色质：在细胞间期螺旋化程度较高，呈凝缩状态（condensation），而且染色较深，多分布在核膜内表面，其DNA复制较晚，含有重复DNA序列，很少进行转录或无转录活性，为间期核中不活跃的染色质。

3．染色体：是细胞分裂期核内高度螺旋化的DNA蛋白质纤维，是间期染色质结构紧密盘绕折叠的结果。

4．同源染色体：在核型中的每对染色体，其中一条来自父方的精子，一条来自母方的卵子，在形态结构上基本相同，称为同源染色体。

5．着丝粒：两单体之间由着丝粒相连接，它是纺锤丝附着之处，与细胞分裂中染色体运动有关。

6．端粒：在长臂和短臂的末端分别有一特化部位称为端粒。端粒起着维持染色体形态结构的稳定性和完整性的作用。

7．姐妹染色单体：每一中期染色体都具有两条染色单体，称为姐妹染色单体。

8．核型：指一个细胞中的全部染色体，按其大小、形态特征顺序排列所构成的图像即为核型。

9．核型分析：对核型进行染色体数目、形态特征的分析称为核型分析。

10．荧光原位杂交：是在原位杂交技术的基础上发展起来的。其基本原理与原位杂交一样，是利用DNA碱基互补配对的特点，在体外的一定条件下，使同源的DNA链或DNA-RNA单链结合成双链。

11．染色体多态性：在正常健康人群中，存在着各种染色体的恒定微小变异，包括结构、带纹宽窄和着色强度等。这类变异是按孟德尔方式遗传的，通常没有明显的表型效应或病理学意义，称为染色体多态性。

12．细胞周期：即细胞增殖周期，从一次细胞分裂结束开始，到下一次细胞分裂结束时为止所经历的全过程称为细胞周期。它可分为间期和分裂期两个阶段。

13．染色体组：一个正常生殖细胞中所含的全部染色体称为一个染色组。

## 二、填空题

1．姐妹染色单体

2．D组　G组

3．C

4．结构异染色质

5．3

6．中央着丝粒　亚中着丝粒　近端着丝粒

7．早期　16
8．*XIST*
9．染色体组　基因组
10．人类细胞遗传学命名的国际体制
11．23　22　常染色体　性染色体
12．染色体序号　臂的符号　区号　带号
13．核仁组织区或核仁形成区
14．次缢痕
15．X 染色质或 X 小体

## 三、选择题

**A 型题**

1．A　2．C　3．B　4．C　5．C　6．B　7．B　8．A
9．A　10．D　11．C　12．C　13．C　14．B　15．A　16．E
17．D　18．B　19．B

**B 型题**

1．E　2．C　3．A　4．A　5．E　6．A　7．C　8．C
9．D　10．C　11．A　12．B　13．E　14．C　15．A　16．D
17．E　18．D　19．D　20．A　21．B

**X 型题**

1．ABD　2．BCE　3．CD　4．CDE　5．ABC　6．ABD
7．ABE　8．BCD　9．ACDE　10．ABCD　11．ABCDE

## 四、问答题

1．染色体多态性是指在正常人群中可看到各种染色体的恒定微小变异，主要表现为一对同源染色体的形态结构、带纹宽度和着色强度等有着明显的差异，这种变异是按孟德尔方式遗传的，通常没有明显的表型效应或病理学意义。例如，Y 染色体的长度变异，近端着丝粒染色体的短臂及随体柄部次缢痕的增长或缩短、随体的有无、大小以及重复等，以及第 1、9 和 16 号染色体次缢痕的变异。

染色体的多态性是按孟德尔方式遗传的，可以以一定的遗传方式传递给下一代，可作为较稳定的、显微镜下可见的遗传标记，应用于临床实践和研究工作。例如，亲权鉴定、额外或异常染色体来源的追溯。

2．（1）莱昂假说：①正常雌性哺乳动物的体细胞中，两条 X 染色体中只有一条 X 染色体在遗传上有活性，另一条在遗传上无活性；②失活是随机的；③失活发生在胚胎发育的早期。

（2）X 染色体检查的临床意义：①对个体进行性别鉴定，临床上可利用口腔上皮细胞、羊水细胞和绒毛细胞等材料进行检查；②对怀疑有遗传病的个体或胎儿进行性别鉴定，对发育畸形的个体进行鉴别诊断。

3．（1）荧光原位杂交技术（fluorescence in situ hybridization，FISH）：FISH 使用荧光标记的 DNA、RNA 或与 mRNA 互补的 cDNA 探针和染色体或基因杂交，从而在中期染色体、间期核、组织切片、裂殖细胞或配子细胞上检测 DNA 顺序。

（2）DNA 纤维荧光原位杂交（DNA-fiber-FISH）：其杂交及检测分析步骤和染色体的 FISH 基本相同，但染色体的 FISH 分辨率为 1 ～ 2 Mb，所以只能将染色体定位到亚带水平，不适于定位克隆研究。而 DNA-Fiber FISH 的分辨率可达到 10 kb，探针长度在 1 ～ 300 kb 范围内，在定位克隆中具有重要作用。

（3）染色体涂染（chromosome painting）：用单链 DNA 或 Cot-1 封闭基因组 DNA 重复序列，以减少非特异性杂交信号，增强特异性杂交的信号强度，并用染色体特异性 DNA 库作为探针池，用不同的荧光涂染整条染色体或染色体特异区段，从而使待测的整条染色体或染色体特异区段显示出发荧光的杂交信号，根据结果作出分析诊断。

（4）比较基因组杂交（comparative genomic hybridization，CGH）：是在 FISH 的基础上建立起来的。探针是整个基因组 DNA，而不是一个点或一个区域。可在全部染色体或在染色体亚带水平上，对不同基因组之间 DNA 序列拷贝进行检测和定位。

（5）光谱核型分析（spectral karyotyping，SKY）：SKY 除了杂交外，还对染色体进行不同颜色组合的标记，使每条染色体分别显示出不同的颜色谱。

4．（1）常染色质是在细胞间期呈松散状态的部分，其螺旋化程度低，染色较浅而均匀，含有单一或重复序列 DNA，具有转录活性，常位于间期核的中央部分。

（2）异染色质在细胞间期呈凝缩状态，其螺旋化程度较高，着色较深，含有重复 DNA 序列，为间期核中不活跃的染色质，其 DNA 复制较晚，很少转录或无转录活性。多分布在核膜内表面。异染色质的特点为：①间期凝缩；②遗传惰性（基因多不表达）；③晚期复制。

异染色质有结构异染色质和兼性异染色质两种类型：①结构异染色质（constitutive heterochromatin）：呈永久凝缩状态，一般为高度重复 DNA 序列，没有转录活性，常见于随体 DNA（satellite DNA）区域（着丝粒区、端粒区、Y 染色体长臂远端 2/3 区段）和次缢痕区等处。②兼性异染色质（facultative heterochromatin）：又称功能异染色质，在特定细胞或在一定发育阶段，呈凝缩状态而失去功能，在另一发育阶段时，又呈松散状态而恢复功能，如 X 染色质。

（杨玉霞　吴白燕）

# 第三章　染色体畸变与染色体病

## 思维导图

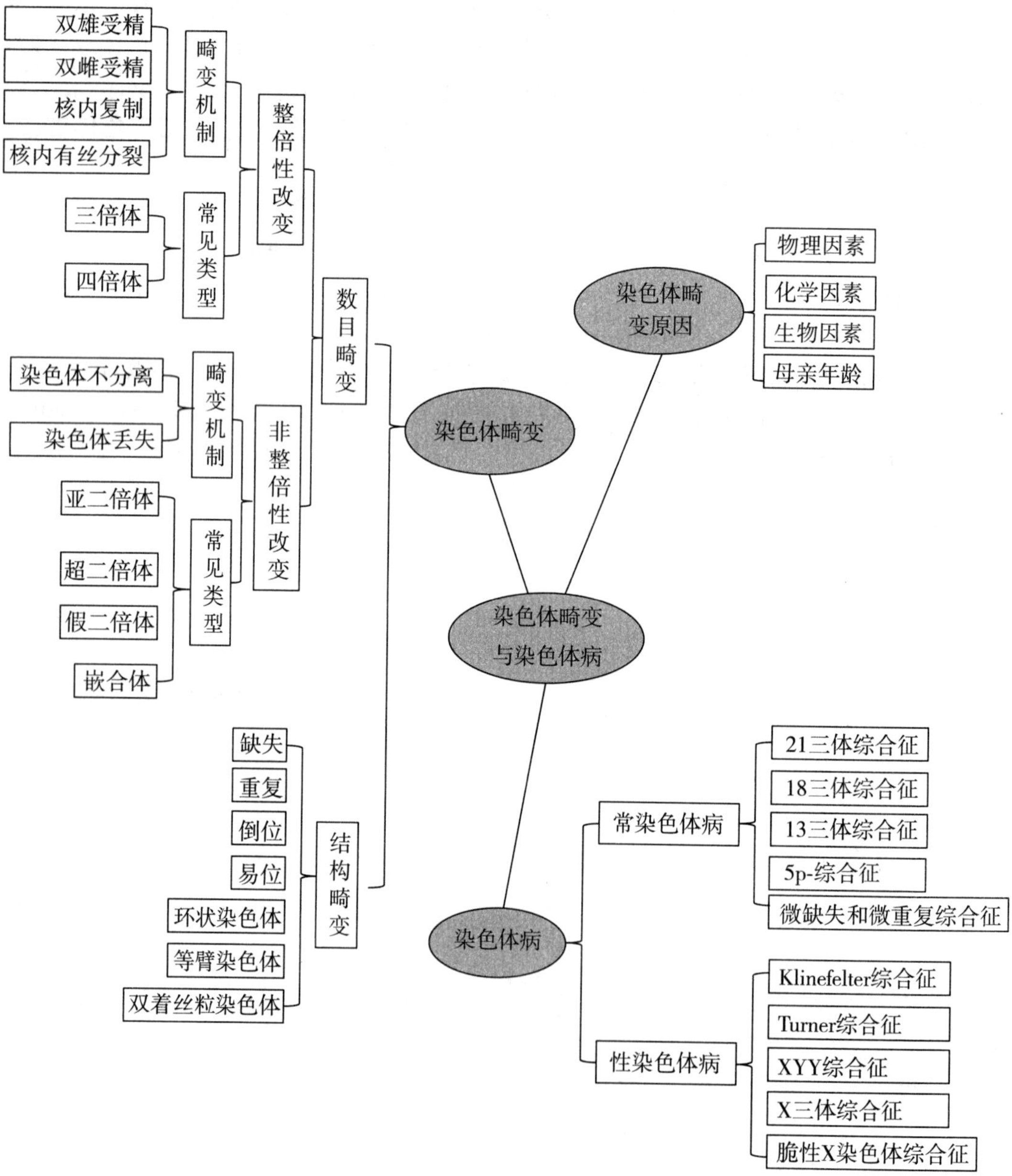

# 内容提要

本章重点掌握染色体畸变的概念、类型及发生机制，常见染色体病的发病机制、典型临床症状及异常核型的描述方法。

## 一、染色体畸变

（一）染色体畸变的原因

1．物理因素；

2．化学因素；

3．生物因素；

4．母亲年龄。

（二）染色体畸变的类型

1．染色体畸变（chromosomal aberration）的概念　是指体细胞或生殖细胞内染色体发生异常的改变。

2．染色体畸变分类　包括染色体数目畸变和染色体结构畸变两大类。

（1）染色体数目畸变：

1）染色体数目畸变（chromosome numeral aberration）的概念：以人的二倍体数目为标准，如果体细胞的染色体数目（整组或整条）增加和减少，称为染色体数目畸变。

正常人的体细胞为二倍体 2n = 46 条，生殖细胞为单倍体 n = 23 条。如人类体细胞中的染色体不再是 46 条，生殖细胞中不再是 23 条时，即表明这些细胞中发生了染色体数目畸变。

2）染色体数目畸变的分类：可分为整倍性改变和非整倍性改变两种。

- 整倍性改变（euploidy variation）的概念：如果染色体的数目变化是单倍体（n）的整倍数，即以 n 为基数，成倍增加或减少，则称为整倍性改变。

整倍体（euploid）：染色体数为 n 的倍数的细胞或个体称整倍体。

整倍性改变的类型：

单倍体（haploid）：在 2n 的基础上减少一个染色体组。

三倍体（triploid）：在 2n 的基础上增加一个染色体组，则为 3n。

四倍体（tetraploid）：在 2n 的基础上增加两个 n，则为 4n。

多倍体（polyploid）：是一个细胞中含有三个或三个以上的染色体组，包括三倍体、四倍体等。

整倍性改变的机制：

双雄受精（diandry）：一个正常的卵子同时与两个正常的精子发生受精，形成的合子含有三个染色体组，即三倍体。

双雌受精（digyny）：一个二倍体的异常卵子与一个正常的精子发生受精，从而产生一个三倍体的合子。

核内复制（endoreduplication）：指在一次细胞分裂时，DNA 不是复制一次，而是复制了两次，但细胞只分裂了一次。这样形成的两个子细胞都是四倍体。

核内有丝分裂（endomitosis）：在细胞分裂时，染色体正常复制了一次，但至分裂中期时，核膜仍未破裂、消失，也无纺锤体的形成，因此，细胞分裂未能进入后期和末期，无细胞质的分裂，结果细胞内含有四个染色体组，形成四倍体。

整倍性改变的核型描述：

核型描述方法："染色体总数，性染色体组成"

人类三倍体细胞核型：69, XXX、69, XXY 或 69, XYY

人类四倍体细胞核型：92, XXXX 或 92, XXXY 等

- 非整倍性改变（aneupliody variation）的概念：一个体细胞中的染色体数目是在 2n 的基础上增加或减少一条或几条。

非整倍体（aneupliod）：一个体细胞中的染色体数目是在 2n 的基础上增加或减少一条或几条，这样的细胞或个体称非整倍体。

非整倍性改变的类型：

亚二倍体（hypodiploid）：体细胞中的染色体数目在 2n 的基础上，减少了一条或几条，可写作 2n–m（注：m < n）。

单体型（monosomy）：某对染色体少了一条（2n–1），细胞染色体数目为 45。临床上常见的单体型有 21 号、22 号和 X 染色体的单体型。

超二倍体（hyperdiploid）：体细胞中的染色体数目在 2n 的基础上，增加了一条或几条染色体，可写作 2n+m（注：m < n）。

三体型（trisomy）：某对染色体多了一条（2n+1），细胞内染色体数目为 47。常染色体三体型和性染色体三体型是临床上最为常见的染色体异常类型。

多体型（polysomy）：三体型以上的统称为多体型。多体型常见于性染色体中。

假二倍体（pseudodiploid）：核型中某些号染色体的数目偏离正常，其中有的增加、有的减少，而增加和减少的染色体数目相等，以至于染色体的总数虽然是二倍体数，但这不是正常的二倍体，称为假二倍体。

嵌合体（mosaic）：

嵌合体的概念：一个个体内同时存在两种或两种以上不同核型的细胞系，这种个体称嵌合体。

嵌合体的类型：可以是数目异常之间、结构异常之间以及数目和结构异常之间的嵌合。

常见的嵌合体大多为 46 条和 47 条染色体的嵌合。原因是染色体的减少会造成基因间遗传物质的严重失衡，使细胞难以存活，所以 45 条染色体的细胞通常被淘汰，难以形成细胞系。但如总数为 45 条染色体的细胞中所缺少的是 X 染色体，则这种细胞存活的机会较大。

数目畸变嵌合体的发生机制：卵裂过程中发生染色体不分离或染色体丢失。

嵌合体的核型描述：如 46, XX/47, XXY；45, X/46, XX；45, X/46, X, i（Xq）

非整倍性改变的机制：主要包括在细胞分裂时所发生的染色体不分离或染色体丢失等。

染色体不分离（nondisjunction）：

染色体不分离的概念：在细胞分裂进入中、后期时，如果某一对同源染色体或姐妹染色单体彼此没有分离，而是同时进入一个子细胞，结果所形成的两个子细胞中，一个将因染色体数目增多而成为超二倍体，另一个则因染色体数目减少而成为亚二倍体，这个过程

称为染色体不分离。染色体不分离可以发生在细胞的有丝分裂过程，也可以发生在配子形成时的减数分裂过程。

染色体不分离的类型：

a．染色体不分离发生在受精卵的卵裂早期的有丝分裂过程中。卵裂早期某一染色体的姐妹染色单体不分离，可导致产生由两种细胞系或三种细胞系组成的嵌合体。不分离发生在第一次卵裂，则形成具有两个细胞系的嵌合体，一个为超二倍体细胞系，一个为亚二倍体细胞系。不分离发生在第二次卵裂以后，即形成具有三个或三个以上细胞系的嵌合体(45/46/47)。不分离发生得越晚，正常二倍体细胞系的比例越大，临床症状也相对较轻。

b．减数分裂时发生染色体不分离。如果在减数分裂过程中发生了同源染色体或姐妹染色单体的不分离，那么所生成的配子的染色体数目将是异常的。由此配子形成的合子，其染色体数目也将是异常的，或为亚二倍体，或为超二倍体。

染色体丢失（chromosome lose）：又称染色体分裂后期延滞（anaphase lag)，在细胞有丝分裂过程中，某一染色体未与纺锤丝相连，不能移向两极参与新细胞的形成，或在移向两极时行动迟缓，滞留在细胞质中，造成该条染色体的丢失而形成亚二倍体。染色体丢失也是嵌合体形成的一种方式。

非整倍性改变的核型描述：

核型描述方法："染色体总数，性染色体组成，+（-）畸变染色体序号"

例子：21 单体的核型可描述为：45, XX(XY), -21

21 三体的核型可描述为：47, XX(XY), +21

（2）染色体结构畸变：

1）染色体结构畸变（chromosome structural aberration）的概念：如果染色体断裂后未在原位重接，也就是断裂片段移动位置与其他片段相接或者丢失，则可引起染色体结构畸变，又称染色体重排（chromosomal rearrangement)。

2）染色体结构畸变的类型：

- 缺失（deletion, del)：即染色体片段的丢失，使位于这个片段的基因也随之发生丢失。

缺失的类型：

末端缺失（terminal deletion)：指一条染色体的臂发生一次断裂后，无着丝粒的片段丢失。

中间缺失（interstitial deletion)：指一条染色体的同一臂上发生了两次断裂，两个断点之间的片段丢失，其余的两个断片重接。

- 重复（duplication，dup)：一条染色体上某一片段增加了一份或一份以上的现象，使这些片段的基因多了一份或几份。

重复的类型：正位重复和倒位重复。

重复发生的机制：同源染色体之间或姐妹染色单体之间的不等交换以及染色体片段的插入等。

- 倒位（inversion，inv)：是一条染色体上发生两次断裂后，两个断裂点之间的片段旋转 180° 后重接，造成染色体上基因顺序的重排。

倒位的类型：

臂内倒位（paracentric inversion)：一条染色体的某一臂上同时发生了两次断裂，两断点之间的片段旋转 180° 后重接。

臂间倒位（pericentric inversion）：一条染色体的长、短臂各发生一次断裂，中间断片倒转后重接。

- 易位（translocation，t）：一条染色体的断片移接到另一条非同源染色体的臂上，这种结构的畸变称为易位。

易位的类型：

相互易位（reciprocal translocation）：两条染色体同时发生断裂，断片交换位置后重接，形成两条衍生染色体（derivation chromosome）。当相互易位仅涉及位置的改变而不造成染色体片段的增减时，则称为平衡易位。

罗伯逊易位（Robertsonian translocation）：又称着丝粒融合（centric fusion），是发生于近端着丝粒染色体的一种易位形式。当两条近端着丝粒染色体在着丝粒部位或着丝粒附近部位发生断裂后，二者的长臂在着丝粒处接合在一起，形成一条衍生染色体。两个短臂则构成一个小染色体，小染色体往往在第二次分裂时丢失，这可能是由于其缺乏着丝粒或者是由于其完全由异染色质构成所致。

插入易位（insertional translocation）：两条非同源染色体同时发生断裂，但只有其中一条染色体的片段插入到另一条染色体的非末端部位。只有发生了三次断裂时，才可能发生插入易位。

- 环状染色体（ring chromosome，r）：一条染色体的长、短臂同时发生了断裂，含有着丝粒的片段两断端发生重接，即形成环状染色体。
- 等臂染色体（isochromosome，i）：是一条染色体的两个臂在形态和遗传结构上完全相同。
- 双着丝粒染色体（dicentric chromosome，dic）：当两条染色体同时发生断裂，带有着丝粒的两个片段相互连接，形成一个含有两个着丝粒的新染色体，这一染色体就叫做双着丝粒染色体。
- 染色体结构畸变的描述方法：

简式："染色体总数，性染色体组成，畸变类型（发生畸变的染色体序号）（断裂点）"

繁式："染色体总数，性染色体组成，畸变类型（发生畸变的染色体序号）（从一端到另一端详细地描述发生了畸变的染色体）

例 1：某男子，其 1 号染色体短臂 3 区 6 带发生断裂，不含着丝粒的片段丢失。其核型可写为：

简式：46, XY, del (1) (p36)

繁式：46, XY, del (1) (qter → p36：)

例 2：某女发生 4 号、6 号染色体的易位。断裂点分别为 4q35, 6q21。其核型应描述为：

简式：46, XX, t (4; 6) (q35; q21)

繁式：46, XX, t (4; 6) (4pter → 4q35 :: 6q21 → 6qter; 6pter → 6q21 :: 4q35 → 4qter)

## 二、染色体病

本节要求常染色体病中重点掌握 21 三体综合征的发病机制、主要临床症状和体征、核型描述等；性染色体病中重点掌握先天性睾丸发育不全综合征和先天性卵巢发育不全综合征的发病机制、主要临床症状和体征、核型描述等。

1．染色体病（chromosome diseases）的概念　又称染色体异常综合征，是指由于染色体数目异常或结构异常所导致的疾病。

2．染色体病的类型

（1）常染色体病（autosomal disease）：又称常染色体异常综合征，是指常染色体数目或结构异常所导致的疾病。

（2）性染色体病（sex chromosome disease）；又称性染色体异常综合征，是指性染色体数目或结构异常所导致的疾病。

（一）常染色体病

1．Down 综合征（Down syndrome）　又称 21 三体综合征（trisomy 21 syndrome）、先天愚型。本病主要的发病原因是 21 号染色体多了一条，即 21 三体。

（1）Down 综合征的临床表现：主要表现为智力低下，生长发育迟缓，特殊面容，同时有皮纹的改变。特殊面容包括眼距宽、外眼角上斜、塌鼻梁、口半开、伸舌、流涎等。皮纹改变有：通贯掌出现频率增加、第 5 指仅有一条指褶纹、t 点高位、足部趾间距增宽、踇趾球区出现胫侧弓形纹等。肌张力低下、四肢短小、手短宽而肥。免疫功能缺陷，约 40% 的患者有先天性心脏病；白血病的发病风险是正常人的 15 ～ 20 倍等。

（2）Down 综合征的遗传类型：21 三体型、易位型和嵌合型。

1）21 三体型：也称游离型，具有 3 条独立存在的 21 号染色体。此型约占全部患者的 92.5%。

21 三体型核型：47, XX（XY）, +21。

21 三体型的发生机制：此型的发生绝大部分与父母核型无关，而是生殖细胞形成过程中，在减数分裂时 21 号染色体发生不分离，结果形成染色体数目异常的配子，当其与正常的配子结合后，即产生 21 三体型的患儿。染色体不分离发生在母方的病例约占 95%，仅 5% 见于父方，且主要为第一次减数分裂染色体不分离。此型的发生率随母亲的生育年龄增高而增高。

2）易位型：约占 5%，增加的一条 21 号染色体并不独立存在，而是与 D 组或 G 组的一条染色体发生罗伯逊易位，染色体总数为 46，其中一条是易位染色体，故称为假二倍体。

易位型核型：最常见的是 D/G 易位，如 14/21 易位，核型为 46, XX（XY）, -14, +t（14q21q）；其次为 G/G 易位，如 21/21 易位，核型为 46, XX（XY）, -21, +t（21q21q）。

易位型的发生机制：易位型 21 三体，有的是由于新突变形成的，有的是亲代遗传而来的。患者的易位染色体，如果是由亲代传递而来的，其双亲之一通常是表型正常的染色体平衡易位携带者（balanced translocation carrier），其核型常为 45, XX（XY）, -14, -21, +t（14q21q）。染色体平衡易位携带者在生殖细胞形成时，理论上经减数分裂可以产生 6 种类型的配子，其类型如下：①含有一条完整的 14 号和一条完整的 21 号染色体；②含有一条 14q21q 易位染色体；③为整条 14q21q 易位染色体和一条完整的 21 号染色体，该卵子多一条 21 号染色体；④仅含有一条完整的 14 号染色体的不平衡卵子；⑤仅含有一条完整的 21 号染色体的不平衡卵子；⑥含有一条 14q21q 易位染色体和一条完整的 14 号染色体的不平衡卵子。但实际上只有 4 种配子形成，故与正常个体婚配后，将产生 4 种核型的个体。①正常人，② 14q21q 易位携带者，③易位型先天愚型患儿，④⑤⑥均具三体或单体而致死。由此可见，染色体平衡易位携带者虽外表正常，但其结婚怀孕后，常有自然流产或死胎史，所生子女中，约 1/3 正常，1/3 为易位型 21 三体患儿，1/3 为平衡易位携带者。但如果是 21/21 平衡易位携带者，即其核型为45, XX(XY), -21, -21, +t(21q21q) 者，其婚后所孕胎儿中，1/2将因核型为21单体而流产，1/2核型为46, XX(XY), -21, +t(21q21q)。因此，活婴将100%为21/21易位型先天愚型患儿。易位型先天愚型一般常见于年龄较轻的父母所生子女。由于其双亲之一是染色体平衡易位携带者，故发病具有明显的家族倾向。

3）嵌合型：此型较少见，约占2.5%。

嵌合型的核型：通常为46, XX(XY)/47, XX(XY), +21，其临床症状可以很典型，也可以很轻，主要取决于正常细胞与异常细胞之间的比例。

嵌合型的发生机制：①合子后有丝分裂不分离；②生殖细胞减数分裂不分离。

2．18三体综合征（trisomy 18 syndrome） 又称Edwards综合征（Edwards syndrome），该症的病因是多了一条18号染色体。发病机制与前两者相同。

（1）18三体综合征的临床表现：患者宫内生长迟缓，95%胎儿流产；一般过期产，出生时体重低，严重畸形，90%以上1岁内死亡。生命力严重低下，多发畸形，生长、运动和智力发育迟缓。其异常表型主要有：眼裂小、眼球小、内眦赘皮、耳畸形伴低位、枕骨突出、小颌、唇裂或腭裂、胸骨小；手呈特殊握拳姿势：第2和第5指压在第3和第4指之上；摇椅足，肌张力亢进，95%有先天性心脏病。

（2）18三体综合征的核型与遗传学：

① 18三体型：核型为47, XX(XY), +18，此型约占全部患者的80%。

②易位型：约占10%，主要是18号与D组染色体易位，双亲是平衡易位携带者而导致该病的很少。

③嵌合型：约占10%，核型为46, XX(XY)/47, XX(XY), +18。

3．13三体综合征（trisomy 13 syndrome）又称Patau综合征（Patau syndrome），其发病与母亲年龄增大有关。

（1）13三体综合征的临床表现：主要包括生长发育明显迟缓、严重智力低下、前脑缺失、头皮缺损、严重的唇裂及腭裂、80%伴有先天性心脏病。99%以上的胎儿流产。

（2）13三体综合征核型与遗传学：

① 13三体型：47, XX（XY), +13，该型占全部患者的80%，其发生与母亲年龄有关，额外的13号染色体大多来自母方第一次减数分裂染色体不分离。

②易位型：占10%～15%，多为13/14的罗伯逊易位。

③嵌合型：46, XX(XY)/47, XX(XY), +13，占5%。

4．$5p^-$综合征 又称猫叫综合征（cri-du-chat syndrome），本病症为第5号染色体短臂部分缺失所致。

（1）$5p^-$综合征的临床特征：最主要的临床特征是患儿在婴幼儿期的哭声似猫叫。其他症状有生长、智力发育迟缓、小头、满月脸、眼距较宽、外眼角下斜、斜视、内眦赘皮、耳低位、小颌。50%有先天性心脏病等。多数患者可活至儿童期，伴有严重智力低下。

（2）$5p^-$综合征的核型与遗传学：80%的病例为染色体片段的单纯缺失（包括中间缺失），46, XX(XY), del(5)(p15)；10%为不平衡易位引起；环状染色体或嵌合体则比较少见。

5．微缺失和微重复综合征（microdeletion and microduplication syndrome） 又称相邻基因综合征（contiguous gene syndrome）或部分性非整倍体综合征（segmental aneusomy syndrome）。是由于染色体微小片段缺失或重复使正常基因组剂量发生改变而导致临床上可以识别的一组疾病。以染色体微小片段缺失多见，其次为重复。

（1）染色体微缺失和微重复综合征的机制：

缺失或重复的断裂点多位于低拷贝重复 DNA 序列，而这些重复 DNA 两端的序列通常 99% 相同。在减数分裂期，发生在同源染色体或姐妹染色单体之间的重复 DNA 序列的错位重组造成了缺失或重复。这些位点形成了基因组中的断裂热点。

（2）染色体微缺失和微重复综合征的类型：

① Angelman 综合征（Angelman syndrom，AS）：该综合征是一种神经发育性疾病，70% ~ 75% 的患者的染色体微缺失发生在 15q11-13，缺失片段约 4 Mb。

Angelman 综合征的机制：多为新发的母源性的 15q11-q13 缺失，两条 15 号染色体均来自母方。约有 2% 为父源的 15q11-q13 单亲二体所导致。

Angelman 综合征的临床特征：智力低下，面孔似“快乐木偶”，过度笑容，肌张力低，癫痫等。

② Prader-Willi 综合征（Prader-Willi syndrom，PWS）：该综合征是染色体微缺失引起的综合征。

Prader-Willi 综合征的临床特征：主要为智力低下，肌张力减退，肥胖症，身材矮小，四肢短小和性腺发育低下。

Prader-Willi 综合征的机制：主要由于父源的 15q11.2-q12 微缺失，两条 15 号染色体均来自父方；有部分为母源 15q11.2-q12 单亲二体所致。

③ Smith-Magenis 综合征（Smith-Magenis syndrom，SMS）：该综合征是一种小儿神经性邻近基因综合征。

Smith-Magenis 综合征的临床特征：主要为严重的睡眠障碍、昼夜生物钟紊乱、智力发育迟缓、身体发育迟缓、精神行为异常等。

Smith-Magenis 综合征的机制：多为散发病例，少数为家族性遗传。约 70% 由于染色体 17p11.2 杂合性微缺失所导致。

④ 22q11 微缺失综合征：该综合征是指由染色体 22q11.21-22q11.23 区域杂合性缺失引起的一组临床症候群，包括 DiGeorge 综合征、腭 - 心 - 面综合征、面部畸形和心室流出道缺陷综合征、Cayler 心面综合征和 Opitz 综合征等多个具有相同遗传学基础的临床综合征。

22q11 微缺失综合征的机制：患者中 90% ~ 95% 涉及 22q11.2 上约 3 Mb 的微缺失。其余 5% 的患者是由于基因突变、染色体易位、其他染色体的异常等所致。

22q11 微缺失综合征的临床表现：常见心脏畸形、异常面容、腭裂、胸腺发育不良和低钙血症；有的患者还会出现身体和智力发育迟缓、学习及认知困难、精神异常等现象。

（二）性染色体病

1．Klinefelter 综合征（Klinefelter syndrome）　又称先天性睾丸发育不全综合征或 XXY 综合征，患者的细胞内发现 X 染色质呈阳性（正常男性 X 染色质为阴性），其发病与双亲的年龄密切相关。

Klinefelter 综合征的临床特征：主要为男性不育、第二性征发育不明显且呈女性化发展。青春期前症状不明显，青春期后逐渐出现睾丸小、阴茎发育不良、乳房女性化等，部分病人有智力障碍或精神障碍。

Klinefelter 综合征的机制：在细胞分裂过程中发生了性染色体的不分离。约 1/2 病例来自父方第一次减数分裂时染色体不分离，1/3 来自母方第一次减数分裂不分离，其余为母方的第二次减数分裂不分离或合子有丝分裂不分离。

Klinefelter 综合征的核型：

80% 的病例为 47, XXY；10% 为嵌合型：常见有 46, XY/47, XXY、46, XX/47, XXY 等；还有 48, XXXY、48, XXYY 等。

2．Turner 综合征（Turner syndrome） 又称先天性卵巢发育不全，多数患者的 X 染色质阴性。

Turner 综合征的临床特征：表型女性、身材矮小、肘外翻、原发闭经、后发际低、有颈蹼等。患者具有女性的生殖系统，但发育不完善，卵巢呈条索状。

Turner 综合征的机制：配子发生过程中出现了性染色体的不分离现象。单个 X 染色体大多来自母方，多数是父方减数分裂时产生了没有性染色体的配子。嵌合体的染色体丢失发生在合子后卵裂早期。

Turner 综合征的核型：

45, X 约 55%；嵌合型：常见 45, X/46, XX。

结构异常核型：46, X, i(Xq)。

3．XYY 综合征（XYY syndrome）

XYY 综合征核型和遗传学：47, XYY，额外的 Y 染色体肯定来自父方精子形成过程中第二次减数分裂时发生 Y 染色体的不分离。

4．X 三体综合征（trisomy X syndrome）

X 三体综合征的核型：多数核型：47, XXX；少数核型：46, XX/47, XXX；极少数核型：48, XXXX、49, XXXXX。

5．脆性 X 染色体综合征（fragile X syndrome）

在缺乏叶酸或低叶酸等某些特定的培养条件下，在染色体臂特定部位恒定地出现裂隙或断裂（其断裂处仍有细丝相连），称为脆性部位。脆性部位可见于常染色体，也可见于性染色体。

X 染色体的脆性部位：X 染色体的 Xq27-Xq28 之间呈细丝样结构，使连接的长臂末端像随体一样。

脆性 X 染色体（fragile X）：是指在 Xq27.3 位置具有脆性部位的 X 染色体。

脆性 X 染色体综合征的临床症状：

此病主要发生在男性，受累男性表现为中度至重度智力低下，语言障碍和算术能力差；还可表现为多动症、性情孤僻、精神病倾向。各种体征包括：长形面容、大耳、前额和下颌突出，青春期后出现大睾丸。本病是导致智力低下的常见原因之一。女性常为携带者。受累女性临床表现通常较轻，1/3 的女性杂合子有轻度智力发育障碍，其发病与女性正常的 X 染色体随机失活，而脆性 X 染色体在众多体细胞中保持活性有关。但女性只有遗传自母亲携带者时才发病。

脆性 X 染色体综合征的分子机制：

在 X 染色体的脆性部位发现了致病基因——脆性 X 智力低下基因 1（Fragile X mental retardation 1，*FMR1*）。该基因 5′端第一外显子上的非翻译区内的（CGG)$_n$ 三核苷酸串联重复过度增加和异常甲基化导致脆性 X 染色体综合征。

*FMR1* 基因位于 Xq27.3，长 38 kb，有 17 个外显子，在脑、睾丸及卵巢中高表达。该基因的 5′末端的（CGG)$_n$ 重复序列的长短在人群中具有多态性，正常人可具有 6 ~ 50 个 CGG 重复序列。脆性 X 染色体智力低下患者具有 200 ~ 1000 个 CGG 重复序列。当重复次数达到约 200 次后，*FMR1* 基因的 5′ 端发生异常甲基化，导致基因转录失活而发病。CGG 串联重复次数的增加和相邻区域的高度甲基化也造成了脆性 X 染色体脆性部位的显示。当一个个体 CGG 的重复次数达到 52 次后，这一区域在减数分裂过程中即显现不稳定状态，其重复次数可继续增加。重复次数在 52 ~ 200 次之间称为前突变（premutation），带有前突变的个体称为携带者。前突变在遗传过程中不稳定，携带者在减数分裂过程中 CGG 串联重复继续增加至 200 次以上并使相邻区域高度甲基化，称为全突变（full mutation），具有全突变的所有男性和约半数女性在临床上发病。

6．两性畸形（hermaphroditism）　两性畸形是指某一个体在内外生殖系统或副性征等方面兼具两性特征。其形成原因大致可分为以下几种：性染色体畸形、性激素分泌或代谢紊乱及一些不明原因造成的畸形。两性畸形可分为真两性畸形和假两性畸形两类。真两性畸形即患者体内既有男性性腺，又有女性性腺。假两性畸形即患者体内仅有一种性腺，而外生殖器具有两性的特征。

（三）染色体异常携带者

染色体结构异常，但染色体物质的总量基本上仍为二倍体的表型正常个体，即表型正常的平衡的染色体结构重排者。

染色体异常携带者的类型：

1．易位携带者

易位携带者在减数分裂的粗线期，由于同源部分的联会配对而形成特征性的四射体。减数分裂后期，染色体走向两极时表现不同的分离方式：邻位分离 -1（非同源着丝粒一起分离）、邻位分离 -2（同源着丝粒一起分离）和对位分离及 3：1 分离。形成的配子中有正常的，有平衡易位的，还有不平衡的。与正常配子受精后，所形成的合子中，其中一部分将形成单体或部分单体，三体或部分三体，导致流产、死胎或畸形儿。

2．倒位携带者

（1）臂间倒位携带者：根据在配子形成中同源染色体的同源节段相互配对的规律，在第一次减数分裂中将形成特有的倒位环（inversion loop）。

经过在倒位环的两条非姐妹染色单体间发生交换，形成的 4 种配子中，一种含有正常染色体，一种含有倒位染色体，其余两种均带有部分重复和缺失的染色体。

（2）臂内倒位携带者：根据在配子形成中同源染色体的同源节段相互配对的规律，在第一次减数分裂中将形成特有的倒位环。

经过在倒位环内两条非姐妹染色单体间发生交换，形成的 4 种配子中，一种含有正常染色体，一种含有倒位染色体，其余两种分别含有部分重复和缺失的无着丝粒片段或双着丝粒染色体。

# 应试习题

## 一、名词解释

1．染色体数目畸变 chromosome numeral aberration
2．染色体结构畸变 chromosome structural aberration
3．整倍性改变 euploidy variation
4．非整倍性改变 aeuploidy variation
5．单倍体 haploid
6．多倍体 polyploid
7．假二倍体 pseudodiploid
8．亚二倍体 hypodiploid
9．超二倍体 hyperdiploid
10．相互易位 reciprocal translocation
11．罗伯逊易位 Robertsonian translocation
12．重复 duplication
13．嵌合体 mosaic

## 二、填空题

1．染色体畸变的原因包括________、________、________和________。
2．染色体畸变包括________和________两大类。
3．染色体数目畸变包括________和________改变。
4．染色体非整倍性改变可有________型和________型两种类型。
5．核型 46, XX, del(2)(q35) 的含义是________。
6．若一妇女发生习惯性流产，做细胞遗传学检查后发现，其 9 号染色体短臂 2 区 1 带和长臂 3 区 1 带之间的片段发生倒位，则该妇女的核型简式描述为________，繁式描述为________。
7．染色体结构畸变的基础是________。
8．大部分 Down 综合征都属于________型。
9．在卵裂过程中若发生________或________，可造成嵌合体。
10．染色体倒位包括________和________两类。
11．如果一条 X 染色体 Xq27-Xq28 之间呈细丝样结构，并使其所连接的长臂末端形似随体，则这条 X 染色体被称为________。

## 三、选择题

**A 型题**

1．近端着丝粒染色体之间通过着丝粒融合而形成的易位称为
A．单方易位
B．串联易位
C．罗伯逊易位
D．复杂易位
E．不平衡易位

2．四倍体的形成可能是
A．双雌受精
B．双雄受精
C．核内复制
D．不等交换

E．染色体错误配对

3．嵌合体形成的原因可能是

A．卵裂过程中发生了同源染色体的错误配对

B．卵裂过程中发生了联会的同源染色体不分离

C．生殖细胞形成过程中发生了染色体的丢失

D．生殖细胞形成过程中发生了染色体的不分离

E．卵裂过程中发生了染色体丢失

4．46, XY, t(4; 6)(q35; q21) 表示

A．一女性体内发生了染色体的插入

B．一男性体内发生了染色体的易位

C．一男性带有等臂染色体

D．一女性个体带有易位型的畸变染色体

E．一男性个体含有缺失型的畸变染色体

5．如果在某体细胞中染色体的数目在二倍体的基础上增加一条可形成

A．单倍体

B．三倍体

C．单体型

D．三体型

E．部分三体型

6．如果染色体的数目在二倍体的基础上减少一条则形成

A．单体型

B．三倍体

C．单倍体

D．三体型

E．部分三体型

7．一个个体中含有不同染色体数目的三个细胞系，这种情况称为

A．多倍体

B．非整倍体

C．嵌合体

D．三倍体

E．三体型

8．染色体数目异常形成的可能原因是

A．染色体断裂和倒位

B．染色体倒位和不分离

C．染色体复制和着丝粒不分裂

D．染色体不分离和丢失

E．染色体断裂和丢失

9．以下属于微缺失综合征的疾病是

A．Patau 综合征

B．Klinefelter 综合征

C．Prader-Willi 综合征

D．Edward 综合征

E．Turner 综合征

10．某一个体其体细胞中染色体的数目比二倍体多了一条，称为

A．亚二倍体

B．超二倍体

C．多倍体

D．嵌合体

E．假二倍体

11．若某一个体核型为 46, XX/47, XX, +21 则表明该个体为

A．常染色体结构异常

B．常染色体数目异常的嵌合体

C．性染色体结构异常

D．性染色体数目异常的嵌合体

E．性染色体数目异常

12．21/21 罗伯逊易位携带者与正常人婚配，婚后生育了一男孩，试问此男孩患先天愚型的风险是

A．1/3

B．1/2

C．1

D．1/4

E．3/4

13．下列哪种疾病应进行染色体检查

A．先天性卵巢发育不全综合征

B．苯丙酮尿症

C．白化病

D．地中海贫血

E．先天性聋哑

14．含有三个细胞系的嵌合体可能是由于以下哪种原因造成的
A．减数分裂中第一次有丝分裂时染色体不分离
B．减数分裂中第二次有丝分裂时染色体不分离
C．受精卵第一次卵裂时染色体不分离
D．受精卵第二次卵裂之后染色体不分离
E．受精卵第二次卵裂之后染色体丢失
15．染色体结构畸变的基础是
A．姐妹染色单体交换
B．染色体核内复制
C．染色体断裂及断裂之后的异常重排
D．染色体不分离
E．染色体丢失
16．染色体非整倍性改变的机制可能是
A．染色体断裂及断裂之后的异常重排
B．染色体易位
C．染色体倒位
D．染色体不分离
E．染色体核内复制
17．Down 综合征属于染色体畸变中的
A．三体型数目畸变
B．三倍体数目畸变
C．单体型数目畸变
D．单倍体数目畸变
E．多倍体数目畸变
18．某种人类肿瘤细胞染色体数为 93 条，称为
A．二倍体
B．亚二倍体
C．亚倍体
D．亚三倍体
E．多异倍体
19．经染色体检查发现某个体是具有一个臂间倒位异常染色体的携带者，若同源染色体之间发生重组，则该个体可能形成几种染色体异常的生殖细胞
A．5 种
B．2 种
C．3 种
D．4 种
E．6 种
20．人类精子发生的过程中，如果第一次减数分裂时一个初级精母细胞发生了同源染色体的不分离现象而第二次减数分裂正常进行，则其可形成
A．1 个异常性细胞
B．2 个异常性细胞
C．3 个异常性细胞
D．4 个异常性细胞
E．5 个异常性细胞
21．染色体不分离
A．只是指姐妹染色单体不分离
B．只是指同源染色体不分离
C．只发生在有丝分裂过程中
D．只发生在减数分裂过程中
E．是指姐妹染色单体或同源染色体不分离
22．易位型先天愚型的核型为
A．46, XX/47, XX, +21
B．46, XX, -14, +t(14q21q)
C．45, XX, -14, -21, +t(14q21q)
D．45, XX, -21, -21, +t(21q21q)
E．47, XX, +21
23．倒位染色体携带者在临床上可表现出
A．习惯性流产
B．满月脸、猫叫样哭声
C．表型男性、乳房发育、小阴茎、隐睾
D．身材高大、性格暴躁、常有攻击性行为

E．两性畸形

24．Klinefelter 综合征的临床表现为

A．习惯性流产

B．满月脸、猫叫样哭声

C．表型男性、乳房发育、小阴茎、隐睾

D．身材高大、性格暴躁、常有攻击性行为

E．两性畸形

25．一条染色体断裂后，断片未能与断端重接，结果造成

A．缺失

B．易位

C．倒位

D．重复

E．插入

**B 型题**

A．缺失

B．倒位

C．易位

D．插入

E．重复

1．若某人核型为 46, XX, del(1)(pter → q21：）则表明在其体内的染色体发生了

2．若某人核型为 46, XX, dup(3)(q12q21)则表明在其体内的染色体发生了

3．若某人核型为 46, XX, inv (9)(p12q31)则表明在其体内含的染色体发生了

4．若某人核型为 46, XX, t(4; 5)(q35; p11）则表明在其体内的染色体发生了

5．两条非同源染色体同时发生断裂，断片交换位置后重接，结果造成

6．一条染色体发生两次断裂后断片颠倒 180° 后重接，结果造成

7．一条染色体断裂后，断片未能与断端重接，结果造成

A．45, X

B．47, XXY

C．47, XX(XY), +21

D．45, XX(XY), -14，-21，+t(14; 21)(p11; q11)

E．46, XX(XY), -14, +t(14; 21)(p11; q11)

8．先天性睾丸发育不全综合征患者的核型是

9．先天性卵巢发育不全综合征患者的核型是

10．14/21 易位型异常染色体携带者的核型是

11．14/21 易位型先天愚型患者的核型是

A．智力低下伴眼距宽、鼻梁塌陷、通贯掌、趾间距宽

B．智力低下伴头皮缺损、多指、严重唇裂及腭裂

C．智力低下伴肌张力亢进、特殊握拳姿势、摇椅足

D．智力低下伴长脸、大耳、前额下颌突出、大睾丸

E．智力正常、身材矮小、肘外翻、乳腺发育差、乳间距宽、颈蹼

12．21 三体综合征的临床表现有

13．13 三体综合征的临床表现有

14．18 三体综合征的临床表现有

15．Turner 综合征的临床表现有

16．脆性 X 综合征的临床表现有

A．习惯性流产

B．满月脸、猫叫样哭声

C．表型男性、乳房发育、小阴茎、隐睾

D．身材高大、性格暴躁、常有攻击性行为

E．两性畸形

17．$5p^-$ 综合征的临床表现有

18．Klinefelter 综合征的临床表现有
19．倒位染色体携带者在临床上可能表现出
20．易位染色体携带者在临床上可能表现出

**X 型题**

1．下列因素中能够引起染色体畸变的是
A．电离辐射
B．妊娠反应
C．环磷酰胺
D．巨细胞病毒
E．母亲年龄
2．染色体发生整倍性改变的原因包括
A．核内复制
B．核内有丝分裂
C．双雄受精
D．双雌受精
E．染色体重排
3．非整倍体形成的原因是
A．双雄受精
B．双雌受精
C．核内复制
D．染色体不分离
E．染色体丢失
4．嵌合体发生的机制包括
A．减数分裂时染色体不分离
B．减数分裂时染色体丢失
C．卵裂时姐妹染色单体不分离
D．卵裂时同源染色体不分离
E．卵裂时染色体丢失
5．染色体发生结构畸变的基础是
A．染色体断裂
B．染色体丢失
C．染色体断裂后的异常重接
D．姐妹染色单体互换
E．染色体不分离
6．染色体结构畸变的类型有
A．丢失
B．插入
C．重复
D．倒位
E．易位
7．下列哪个染色体组或染色体重排是平衡的
A．47, XY, +21
B．45, XY, rob (14; 21) (q10; q10)
C．环状染色体
D．缺失
E．缺失和插入
8．当染色体的两个末端同时缺失时，有可能形成
A．等臂染色体
B．双着丝粒染色体
C．环状染色体
D．衍生染色体
E．易位染色体
9．下列核型中哪项的书写是错误的
A．46, XX, t (4; 6) (q35; q21)
B．46, XX, del (5) (qter → q21: )
C．46, XX, inv (2) (pter → p21 :: q31 → qter)
D．46, XY, t (4, 6) (q35, q21)
E．46, XY/47, XXY
10．等臂染色体的形成机制包括
A．染色体缺失
B．着丝粒纵裂
C．着丝粒横裂
D．染色体插入
E．染色体易位
11．染色体重复发生的原因可为
A．同源染色体发生不等交换
B．染色单体之间发生不等交换
C．染色体片段插入
D．核内复制
E．双雌受精
12．罗伯逊易位是指发生在下列哪组染色体之间的易位
A．D/D

B．D/G
C．D/E
D．G/F
E．G/G

13．下列染色体结构畸变的类型中，属于不平衡的有
A．缺失
B．带有两条重排染色体的相互易位
C．等臂染色体
D．倒位
E．环状染色体

14．先天愚型患者体内所发生的染色体畸变为
A．亚二倍体
B．超二倍体
C．三体型
D．三倍体
E．多倍体

15．先天愚型患者的核型可为
A．47, XX(XY), +21
B．46, XX(XY), -14, +t(14q21q)
C．45, XX(XY), -14, -21, +t(14q21q)
D．46, XX(XY)/47, XX(XY), +21
E．46, XX(XY), -21, +i(21q)

16．具有下列哪种核型的先天愚型患者的发病可能与母亲的年龄相关
A．47, XX(XY), +21
B．46, XX(XY), -14, +t(14q21q)
C．46, XX(XY), -21, +i(21q)
D．46, XX(XY)/47, XX(XY), +21
E．46, XX(XY), -22, +t(21q22q)

17．先天性睾丸发育不全综合征患者的核型可为
A．45, X
B．47, XXY
C．48, XXXY
D．46, XY
E．46, XY/47, XXY

18．先天性卵巢发育不全综合征患者的核型可为
A．47, XXX
B．46, XX/47, XXX
C．45, X
D．45, X/46, XX
E．48, XXXX

19．染色体病的临床特征是
A．智力障碍
B．生长迟缓
C．先天性多发畸形
D．特殊皮纹
E．性发育落后

20．某妇女反复流产，而其夫妇双方表型均正常，且染色体均为46条，则二人中可能有
A．染色体缺失
B．染色体倒位携带者
C．易位携带者
D．染色体部分缺失
E．脆性X染色体

## 四、问答题

1．简述核型“46, XX/47, XX, +21”所表示的意义及其产生的机制。
2．简述多倍体产生的机制。
3．21三体综合征的核型有哪些？主要的临床表现是什么？
4．请写出先天性睾丸发育不全综合征的核型及主要临床表现。
5．请写出先天性卵巢发育不全综合征的核型及主要临床表现。
6．什么是脆性X染色体综合征？其主要临床表现是什么？其发病机制是什么？
7．倒位染色体的携带者为什么会出现习惯性流产的现象？

8．某一外表正常的妇女，经染色体检查发现所有被检的细胞中都具有一条臂间倒位的2号染色体。其断裂点分别为2p21和2q31，其他染色体都正常。请回答：

（1）根据ISCN（1978）的简式和繁式的描述方法，写出该妇女的异常核型。

（2）如该妇女与正常男性婚配，其后代可能出现哪些情况？

9．一对外表正常的夫妇，因多次习惯性流产来遗传咨询门诊就诊，染色体检查结果男方核型为46, XY，女方核型为45, XX, -14, -21, + t(14q21q)。现妻子再次怀孕，试问：

（1）这对夫妇发生习惯性流产的原因是什么？

（2）你对他们有何建议？

10．导致染色体畸变的原因有哪些？

## 应试习题参考答案

### 一、名词解释

1．染色体数目畸变：以人的二倍体数目为标准，如果体细胞的染色体数目（整组或整条）增加和减少，称为染色体数目畸变。

2．染色体结构畸变：如果染色体断裂后未在原位重接，也就是断裂片段移动位置与其他片段相接或者丢失，则可引起染色体结构畸变，又称染色体重排。

3．整倍体性改变：染色体的数目变化是单倍体（n）的整倍数，即以n为基数，成倍地增加或减少。

4．非整倍体改变：一个体细胞中的染色体数目是在2n的基础上增加或减少一条或几条。

5．单倍体：一个体细胞中的染色体数目在2n的基础上减少一个染色体组。

6．多倍体：一个细胞中含有三个或三个以上的染色体组。

7．假二倍体：核型中某些号染色体数目偏离正常，其中有的增加、有的减少，而增加和减少的染色体数目相等，这样，染色体的总数虽然是二倍体数，但这不是正常的二倍体，称为假二倍体。

8．亚二倍体：体细胞中的染色体数目在2n的基础上，减少了一条或几条。

9．超二倍体：体细胞中的染色体数目在2n的基础上，增加了一条或几条。

10．相互易位：两条染色体同时发生断裂，断片交换位置后重接，形成两条衍生染色体。

11．罗伯逊易位：又称为着丝粒融合。当两条近端着丝粒染色体在着丝粒部位或着丝粒附近部位发生断裂后，二者的长臂在着丝粒处接合在一起，形成一条衍生染色体。两个短臂则构成一个小染色体，小染色体往往在第二次分裂时丢失，这可能是由于其缺乏着丝粒或者是由于其完全由异染色质构成所致。

12．重复：一条染色体上某一片段增加了一份或一份以上的现象。

13．嵌合体：一个个体体内同时含有两种或两种以上不同核型的细胞系就称为嵌合体。

### 二、填空题

1．物理因素　化学因素　生物因素　母亲年龄

2．数目畸变　结构畸变

3．整倍性　非整倍性

4．单体　多体

5．一女性其染色体总数为 46 条，但其中的 2 号染色体在长臂 3 区 5 带处发生断裂，造成了染色体长臂 3 区 5 带至长臂末端的片段的缺失

6．46, XX, inv (9)(p21q31)　46, XX, inv (9)(pter → p21 :: q31 → p21 :: q31 → qter)

7．染色体断裂和断裂之后的异常重排

8．21 三体

9．染色体丢失　染色体不分离

10．臂间倒位　臂内倒位

11．脆性 X 染色体

## 三、选择题

**A 型题**

| | | | | | | | |
|---|---|---|---|---|---|---|---|
| 1．C | 2．C | 3．E | 4．B | 5．D | 6．A | 7．C | 8．D |
| 9．C | 10．B | 11．B | 12．C | 13．A | 14．D | 15．C | 16．D |
| 17．A | 18．E | 19．C | 20．D | 21．E | 22．B | 23．A | 24．C |
| 25．A | | | | | | | |

**B 型题**

| | | | | | | | |
|---|---|---|---|---|---|---|---|
| 1．A | 2．E | 3．B | 4．C | 5．C | 6．B | 7．A | 8．B |
| 9．A | 10．D | 11．E | 12．A | 13．B | 14．C | 15．E | 16．D |
| 17．B | 18．C | 19．A | 20．A | | | | |

**X 型题**

| | | | | | | |
|---|---|---|---|---|---|---|
| 1．ACDE | 2．ABCD | 3．DE | 4．CE | 5．AC | 6．BCDE | 7．BE |
| 8．CD | 9．BCD | 10．CE | 11．ABC | 12．ABE | 13．ACE | 14．BC |
| 15．ABDE | 16．AD | 17．BCE | 18．CD | 19．ABCDE | 20．BCD | |

## 四、问答题

1．此核型表示女性嵌合型 21 三体患者。

嵌合体产生的机制包括生殖细胞减数分裂时染色体不分离和合子有丝分裂时染色体不分离。

（1）生殖细胞减数分裂不分离：生殖细胞减数分裂时染色体不分离，继而因分裂后期染色体行动迟缓引起部分细胞超数的染色体发生丢失，而形成含有 47, +21/46 两个细胞系的嵌合体。

（2）合子后有丝分裂不分离：受精卵在胚胎发育早期的卵裂过程中，第 21 号染色体发生不分离。导致嵌合体的不分离多半发生在第一次卵裂以后的某次有丝分裂，形成 45/46/47 细胞系的嵌合体，45 条染色体的细胞很难存活，故形成 46/47 细胞系的嵌合体。所有嵌合体内都有正常的细胞系。不分离发生得越晚，正常细胞系所占比例就越多，则此患者症状就越轻。临床上所见的嵌合型 21 三体患者，其中 47, XX(XY), +21 细胞系多在 25% ~ 60% 之间，一般异常细胞的比例在 9% 以下时，可不表现出临床症状。

2．一般认为多倍体形成的机制有双雄受精、双雌受精、核内复制和核内有丝分裂。

双雄受精即同时有两个精子进入卵细胞使卵子受精。由于每个精子带有一个染色体组，所以它们与卵细胞中原有的一个染色体组共同形成了三倍体的受精卵。

双雌受精即含有一个染色体组的精子与含有两个染色体组的异常卵细胞受精，即可形成三倍体的受精卵。

核内复制是指在一次细胞分裂时，DNA 复制了两次，每个染色体有四条单体，这样形成的两个子细胞都是四倍体。

核内有丝分裂是指在细胞分裂时，染色体正常复制了一次，但无细胞质的分裂，结果细胞内含有四个染色体组，形成四倍体。

3．21 三体综合征又叫做先天愚型、Down 综合征，是儿科中最为常见的一种染色体病。本病分成三种类型。(1) 完全型 21 三体，简称 21 三体型。患者比正常人多一条完整的 21 号染色体，其核型为 47, XX(XY), +21。(2) 易位型 21 三体，一般可由于母亲发生染色体 14/21 平衡易位，而导致该个体的子代出现 21 三体综合征的患儿，患儿的核型为 46, XX(XY), -14, +t(14q21q)。(3) 嵌合型 21 三体，即在某一个体体内同时含有正常的二倍体细胞系和异常的 21 三体型细胞系，核型通常为 46, XX(XY)/47, XX(XY), +21。

临床表现：智力低下是本病的主要症状。先天愚型的患者身体发育迟缓，大多伴有特殊面容，包括：眼距宽、外眼角上斜、塌鼻梁、口常半开、流涎、舌大并常外伸，又称为"伸舌样痴呆"。患儿常常合并重要脏器的畸形，如先天性心脏病、十二指肠闭锁等，多在早期夭折。男性患者可有隐睾，女性患者通常无月经来潮。在本病的患者中，双侧通贯掌出现的频率较高，且第 5 指只有一条指褶纹。

4．先天性睾丸发育不全又称作 Klinefelter 综合征或 XXY 综合征。核型可有多种改变，其中以 47, XXY 最典型；其他还有如 47, XXY/46, XY 等。本病的主要临床表现是男性不育、第二性征发育不明显并呈女性化发展以及身材高大等。在青春期之前，患者没有明显的症状；青春期后，逐渐出现睾丸小、阴茎发育不良、精子缺乏、乳房发育女性化、男性第二性征发育不良、可伴随发生先天性心脏病等，部分病人有智力障碍。

5．先天性性腺发育不全综合征又称先天性卵巢发育不全综合征，或 Turner 综合征。其核型为 45, X。除此之外还有 45, X/46, XX、45, X/46, XX/47, XXX、45, X/47, XXX 和 45, X/46, X, i(Xq) 等嵌合体。主要临床表现包括表型为女性，身材较矮小，智力正常或稍低，原发闭经，后发际低，50% 患者有颈蹼。患者具有女性的生殖系统，但发育不完善，卵巢条索状，子宫发育不全，外生殖器幼稚；第二性征不发育，胸宽而平，乳腺、乳头发育较差，乳间距宽。

6．如果一条 X 染色体 Xq27-Xq28 之间呈细丝样结构，并使其所连接的长臂末端形似随体，则这条 X 染色体就被称作脆性 X 染色体。若女性个体的细胞中带有一条脆性 X 染色体，一般没有表型的改变，为携带者；若是男性个体的细胞中带有脆性 X 染色体，则会表现出一系列临床改变即为脆性 X 综合征。脆性 X 综合征的主要临床表现为中重度的智力低下，语言障碍，性格孤僻，青春期后可见明显大于正常的睾丸，伴有特殊面容——长脸、方额、大耳朵、嘴大唇厚、下颌大并前突、巩膜呈淡蓝色。

发病机制是位于 Xq27.3 的 *FMR1* 基因 5′端第一外显子上的非翻译区内的 $(CGG)_n$ 三核苷酸串联重复过度增加和异常甲基化。

该基因的 5′末端的 $(CGG)_n$ 重复序列的长短在人群中具有多态性，正常人可具有

6 ~ 50 个 CGG 重复序列。脆性 X 染色体智力低下患者具有 200 ~ 1000 个 CGG 重复序列。当重复次数达到约 200 次后，*FMR1* 基因的 5′ 端发生异常甲基化，导致基因转录失活而发病。CGG 串联重复次数的增加和相邻区域的高度甲基化也造成了脆性 X 染色体脆性部位的显示。当一个个体 CGG 的重复次数达到 52 次后，这一区域在减数分裂过程中即显现不稳定状态，其重复次数可继续增加。重复次数在 52 ~ 200 次之间称为前突变（premutation），带有前突变的个体称为携带者。前突变在遗传过程中不稳定，携带者在减数分裂过程中 CGG 串联重复继续增加至 200 次以上并使相邻区域高度甲基化，称为全突变（full mutation），具有全突变的所有男性和约半数女性在临床上发病。全突变只产生于前突变。前突变携带者男性在生女儿时并不发生全突变。前突变携带者女性不表现症状，但在传给子代时重复序列进一步延长，达到全突变的长度，其子代出现症状。此外，CGG 发生前突变后在有丝分裂时也表现不稳定，因此受累个体的体细胞中可继续发生 CGG 不同次数的扩增，形成体细胞的“嵌合”性，即不同体细胞 CGG 的重复次数不同。这样一种基因突变的形式被称为“动态突变”。

7．由于倒位发生时一般没有遗传物质的丢失，所以倒位携带者本身并无表型的改变，但在减数分裂同源染色体配对联会时，由于基因顺序的颠倒，这一条倒位的染色体无法与另一条正常的染色体正常配对，而形成了一个特殊的结构——倒位环。如果这时同源染色体在倒位环内发生重组，则会产生四种配子。这四种配子分别与正常异性配子结合时，就会有不同的情况产生。一种配子是完全正常的，与正常配子受精所形成的受精卵也是完全正常的；另一种配子含有一条倒位染色体，受精后发育为倒位染色体的携带者；而其余两种配子都含有染色体部分片段的缺失和重复，所以与正常配子结合后，可形成部分单体、部分三体的胚胎，这种胚胎由于遗传物质严重失衡，常发生自然流产。基于以上原因，倒位染色体的携带者在生育子女时常常会发生习惯性流产的情况。

8．（1）简式：46, XX, inv（2）（p21q31）

繁式：46, XX, inv（2）（pter → p21 :: q31 → p21 :: q31 → qter）

（2）当她与一个正常男性结婚后，其后代可有完全正常、倒位携带者及自然流产、早产、死胎等情况。由于在减数分裂的过程中，倒位的染色体不能以正常的方式和与其同源的染色体进行联会，所以形成了一个特殊的结构——倒位环。如果不发生同源染色体的重组，则产生两种配子：正常的和倒位的。这两种配子与正常配子结合后，将分别发育成正常胚胎和携带有倒位染色体的胚胎。若环内发生同源染色体的重组，则会产生四种配子。这四种配子与正常配子结合后，其一，发育成正常胚胎；其二，发育成倒位携带者；余者均为流产、早产或死胎等情况。

9．（1）因女方为 14/21 染色体平衡易位携带者，其核型常为 45, XX, -14, -21, +t(14q21q)。染色体平衡易位携带者母亲在生殖细胞形成时，理论上经减数分裂可以产生 6 种类型的配子，其类型如下：①含有一条完整的 14 号和一条完整的 21 号染色体；②含有一条 14q21q 易位染色体；③为整条 14q21q 易位染色体和一条完整的 21 号染色体，该卵子多一条 21 号染色体；④仅含有一条完整的 14 号染色体的不平衡卵子；⑤仅含有一条完整的 21 号染色体的不平衡卵子；⑥含有一条 14q21q 易位染色体和一条完整的 14 号染色体的不平衡卵子。但实际上只有 4 种配子形成，故与正常个体婚配后，将产生 4 种核型的个体：①正常人，② 14q21q 易位携带者，③易位型先天愚型患儿，④⑤⑥均具三体或单体而致死。由此可见，染色体平衡易位携带者虽外表正常，但其结婚怀孕后，常有自然流产或死胎史，所生子女中，约 1/3 正常，1/3 为易位型 21 三体患儿，1/3 为平衡易位携带者。

（2）建议孕妇采取绒毛或羊水进行核型分析，根据分析结果进行选择性流产，以防止先天愚型患儿的出生。

10．染色体畸变的机制包括：物理因素、化学因素、生物因素和母亲年龄。

（1）物理因素：电离辐射可引起细胞内染色体畸变，最常见的畸变类型有断裂、缺失、双着丝粒染色体、易位、核内复制、不分离等，这些畸变都可使个体的性状出现异常。畸变率随射线剂量的增高而增高。

（2）化学因素：

- 某些药物特别是一些抗肿瘤药物、保胎及预防妊娠反应的药物，均可引起人类染色体畸变或产生畸胎。
- 许多化学合成的农药也可引起人类染色体畸变。
- 工业毒物也可导致染色体畸变，人长期接触这些有害物质，其染色体的畸变率增高。
- 某些食品添加剂中所含的化学物质也可引起人类染色体畸变。

（3）生物因素：

- 生物体产生的生物类毒素可引起染色体畸变。
- 某些生物体如病毒可引起染色体畸变。

（4）母亲年龄：当母亲年龄增大时，所生子女的体细胞中某一序号染色体有三条的情况要多于一般人群。母亲年龄大于 35 岁，生育先天愚型患儿的风险增高。

（梁红业　章远志）

# 第四章　单基因遗传病

## 思维导图

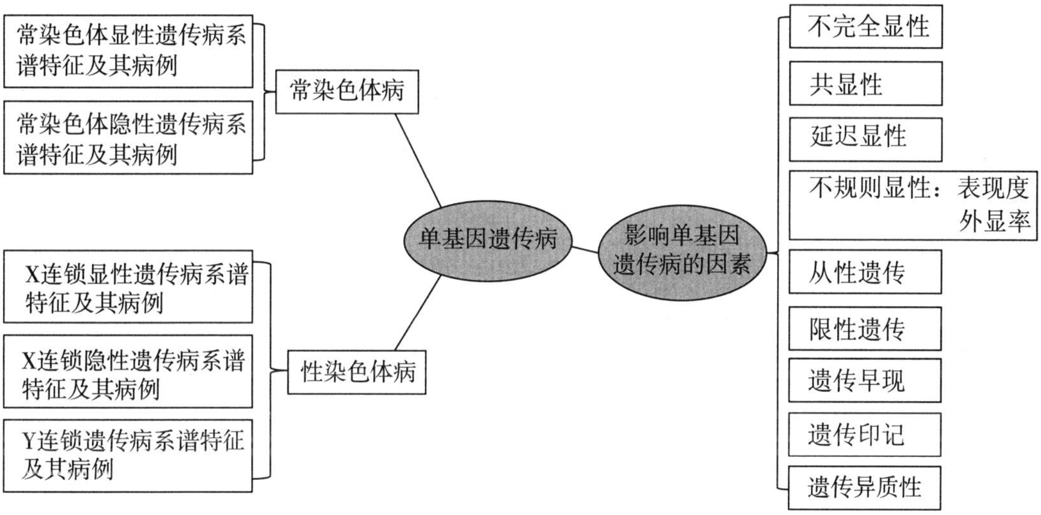


## 内容提要

单基因遗传病简称单基因病，是由一对等位基因控制的遗传性疾病，这对等位基因称为主基因。临床上判断遗传病的遗传方式常用系谱分析法（pedigree analysis）。通过系谱分析，可确定某一疾病或性状是否有遗传因素的作用及可能的遗传方式；还可进一步评估家庭成员的患病风险或再发风险。

系谱（pedigree）是从先证者入手，绘制出遗传病患者与家庭各成员相互关系的图解。

先证者（proband）是指某个家族中第一个就诊或被发现的罹患某种遗传病的患者或具某种性状的成员。

### 一、常染色体显性遗传（AD）

控制一种遗传性状的基因是显性基因，且位于常染色体上，其遗传方式称为常染色体显性遗传。由常染色体显性致病基因引起的疾病称为常染色体显性遗传病。由于人类的致病基因最初都是由正常基因（野生型基因）突变而来，所以其频率很低，多介于0.01～0.001，因此常染色体显性遗传病的患者多为杂合子，很少见到纯合型患者。

常染色体显性遗传指杂合子（Aa）患者表现出与显性纯合子（AA）患者完全相同的表

型，也称为完全显性。即在杂合子中，显性基因的作用完全表现，而隐性基因的作用被完全掩盖。患者的基因型从理论上应该有两种：AA 和 Aa，但由于致病基因的频率较低，临床上所见到的患者大多数为杂合子。

例如短指（趾）症就属于完全显性的典型病例。此病是较常见的指（趾）先天畸形，由于指骨或掌骨变短，或指骨缺如，导致指（趾）变短。在此症患者中，纯合型（AA）患者和杂合型（Aa）患者的临床表型是相同的，所以说是完全显性遗传。

系谱特征：

1．由于致病基因位于常染色体上，因而致病基因的遗传与性别无关，即男女患病的机会均等。

2．患者的双亲中必有一人为患者，但大多数为杂合子。

3．患者的同胞中约有 1/2 的可能性为患者。

4．系谱中，可见本病为连续传递，即连续几代都可看到患者。

5．双亲无病时，子女一般不会患病。

## 二、常染色体隐性遗传（AR）

控制一种遗传性状的基因是隐性基因，且位于常染色体上，其遗传方式称为常染色体隐性遗传。由常染色体隐性致病基因引起的疾病，称为常染色体隐性遗传病。

在常染色体隐性遗传病中，由于杂合个体（Aa）中隐性致病基因的作用不能表达，所以杂合子不发病。这种表型正常但带有致病基因的杂合子称为携带者。只有隐性致病基因纯合（aa）时才发病。

例如白化病就是常染色体隐性遗传的典型例子。此病的发生是由于隐性致病基因纯合导致酪氨酸缺乏，以致全身的黑色素细胞中的黑色素合成不足，所以患者的皮肤、毛发和眼球都呈白化特点，畏光，视敏度下降。这种患者在家族中往往是散发存在的，只有在近亲结婚频率高的家族中才较易见。

系谱特征：

1．患者的双亲往往表型正常，但他们都是致病基因携带者。

2．本病的遗传与性别无关，男女发病机会均等。

3．患者的同胞中约有 1/4 的概率患病，3/4 的概率为正常，在表型正常的同胞中有 2/3 的可能是携带者。

4．系谱中看不到连续传递现象，常为散发病例。

5．近亲婚配后代的发病率比非近亲婚配发病率高。

## 三、X 连锁隐性遗传

控制一种遗传性状的基因是隐性基因，且位于 X 染色体上，其遗传方式称为 X 连锁隐性遗传（XR）。X 连锁隐性遗传病指位于 X 染色体上的隐性致病基因所控制的疾病。

由于隐性致病基因位于 X 染色体上，女性体细胞中有两条 X 染色体，所以只有当隐性基因纯合时才会发病，若为杂合子则只是携带者。男性由于只有一条 X 染色体，Y 染色体上没有相应的等位基因，为半合子，所以当基因型为 $X^bY$ 时即为患者，基因型为 $X^BY$ 时为正常人。因此，人群中男性患者多于女性患者。

例如人类的红绿色盲就属于X连锁隐性遗传病，表现为对于镶嵌混杂在一起的红色和绿色的辨别能力降低。中国人中，男性色盲的发病率为7%，女性色盲的发病率仅为0.49%。

系谱特征：

1．男性患者远远多于女性患者，系谱中往往只有男性患者。

2．双亲无病时，儿子可能发病，致病基因来自于携带者母亲。

3．系谱中存在交叉遗传的现象，患者的兄弟、舅父、姨表兄弟、外甥有患病可能。

4．系谱中如出现女性患者，则其父亲一定为患者。

## 四、X连锁显性遗传

控制一种遗传性状的基因是显性，且位于X染色体上，其遗传方式称为X连锁显性遗传（XD）。由X染色体上显性致病基因引起的疾病称为X连锁显性遗传病（XD）。

由于致病基因是显性的，因此，无论男性还是女性，只要有一条X染色体上携带致病基因就会发病。女性细胞中有两条X染色体，任何一条带有致病基因都将发病，而男性细胞中只有一条X染色体，获得致病基因的机会比女性少一半，因此，在人群中女性患者多于男性患者。

在X连锁显性遗传病中，由于出现纯合型女性患者（$X^AX^A$）的概率较小，所以总体来说，女性患者一般都是杂合子（$X^AX^a$），女性患者的病情比男性患者（$X^AY$）较轻。

例如抗维生素D型佝偻病就是典型的XD型遗传病。患儿由于肾小球对磷的重吸收障碍，引起血磷下降而尿磷偏高，此外小肠对磷和钙的吸收功能不良，因而导致佝偻病，该病患者服常规剂量维生素D治疗无效。

系谱特征：

1．女性患者多于男性患者，但前者的病情常较轻。

2．患者的双亲中必有一方为患者。

3．男性患者的女儿全部是患者，儿子全都正常。

4．女性患者的子女中，各有1/2的发病可能。

5．系谱中可见到连续传递的现象。

## 五、Y连锁遗传病

Y连锁遗传病指位于Y染色体上的致病基因控制的疾病。由于致病基因只存在于Y染色体上，X染色体上没有相应的等位基因，致病基因只能由父传于子，再由子传于孙，不会出现女性患者，所以也称为全男性遗传。如外耳道多毛症。

## 六、影响单基因遗传病分析的因素

1．不完全显性　不完全显性（incomplete dominance）也称为半显性（semi-dominance），它是指杂合子（Aa）的表型介于纯合显性（AA）和纯合隐性（aa）之间。在不完全显性遗传病中，纯合子（AA）为重型患者，杂合子（Aa）为轻型患者。当两个轻型患者（Aa）婚配，其后代为重型患者（AA）、轻型患者（Aa）和正常人（aa）的比例为1∶2∶1。例如，人类对苯硫脲（PTC）的尝味能力就是不完全显性遗传性状。

2．共显性　共显性（codominance）是一对等位基因之间，没有显性和隐性的区别，在杂合子（Aa）个体中两种基因的作用都完全表现出来。例如人类的ABO血型系统，$I^AI^B$基因型的个体是 AB 血型 。

3．延迟显性　延迟显性（delayed dominance）是指某些带有显性致病基因的杂合子（Aa），在生命的早期不表现出相应症状，当发育到一定年龄时，致病基因的作用才表现出来。例如 Huntington 病（Huntington disease，HD）通常于 30 ～ 40 岁发病。

4．不规则显性　不规则显性（irregular dominance）是指某些带有显性基因的杂合子（Aa）由于某种原因不表现出相应的性状，因此在系谱中出现隔代遗传现象。例如多指轴后 AⅠ型。

外显率（penetrance）是指在一定环境条件下，群体中某基因型（通常是杂合子 Aa）个体表现出相应表型的百分比。带有显性致病基因的携带者（Aa）与正常人（aa）婚配，传递该基因（A）致后代为携带者（Aa）的概率为 1/2，后代发病风险为 1/2 × 外显率。

表现度（expressivity）是指由于不同遗传背景和环境因素的影响，群体中相同基因型（通常是杂合子 Aa）个体在性状或疾病表现程度上出现的差异。例如常染色体显性遗传的成骨不全Ⅰ型，在一个家系的不同患者中可看到受累器官不同及严重程度的差异。

5．从性遗传（sex-inflenced inheritance）　从性遗传是指位于常染色体上的基因，在表型上受性别影响而显出男女分布比例或基因表现程度差异的现象。例如，秃顶属于常染色体显性遗传，一般 35 岁左右开始出现，而且男性秃顶明显多于女性。其原因是杂合子男性表现秃顶，而杂合子女性则不会表现。

从性遗传和性连锁遗传的表现形式都与性别有着密切的关系，但它们是两种截然不同的遗传现象。性连锁遗传的基因位于性染色体上，从性遗传的基因位于常染色体上，可分为显性或隐性基因。

6．限性遗传（sex-limited inheritance）　某种性状或疾病的基因位于常染色体或性染色体上，其性质可以是显性或隐性，但由于性别的限制，只能在一种性别中表现，另一性别完全不能表达，但这些基因均可以传给下一代，这种遗传方式称为限性遗传。这主要是由于解剖学结构上的性别差异造成的，也可能受性激素分泌方面的差异限制。如女性子宫阴道积水、男性的前列腺癌等。

7．遗传早现　遗传早现（anticipation）是指某些遗传病（常为显性遗传病）在连续世代的遗传过程中，发病年龄逐代提前和（或）病情逐代加重的现象。例如，强直性肌营养不良、Huntington 病、脊髓小脑性共济失调Ⅰ型、Fra X 综合征等。

8．遗传印记　遗传印记（genetic imprinting）指由于基因来自父方或母方而产生不同表型效应的现象，也称基因组印记（genomic imprinting）或亲代印记（parental imprinting）。

由于印记效应，某些单基因遗传病的表现度和外显率也会受到突变基因亲代来源的影响。例如慢性进行性舞蹈病（Huntington 病），致病基因如果是从父亲传来，患者发病较早，可在 20 岁前后发病且病情严重；如果是从母亲传来，则发病较晚，多在 40 岁后发病且病情轻。

遗传印记是不同于孟德尔遗传规律的遗传现象。这种现象可能与基因在生殖细胞分化过程中受到不同修饰（如 DNA 甲基化）相关。它不改变基因组 DNA 序列，会在下一代配子形成时被消除，并按下一代个体的性别产生新的印记。

9．遗传异质性（heterogeneity）　在遗传学中，一定表现型通常是由一定的基因型决定的，但同一表现型并不一定是一种基因型表达的结果，几种基因型可能表现为同一表现型，这种表现型相同而基因型不同的现象称为遗传异质性。例如，智能发育不全这种异常性状，既可由半乳糖血症的基因控制，又可由苯丙酮尿症的基因、黑矇性痴呆的基因所决定。由于遗传基础不同，它们的遗传方式、病情进展、严重程度及复发风险等都可能不同。

# 应试习题

## 一、名词解释

1．显性性状 dominant character
2．隐性性状 recessive character
3．等位基因 allele
4．表现型 phenotype
5．基因型 genotype
6．纯合子 homozygote
7．杂合子 heterozygote
8．单基因遗传病 monogenic disease
9．系谱 pedigree
10．复等位基因 multiple alleles
11．遗传异质性 heterogeneity
12．先证者 proband
13．不规则显性 irregular dominance
14．共显性 codominance
15．外显率 penetrance
16．表现度 expressivity
17．携带者 carrier
18．遗传印记 genetic imprinting

## 二、填空题

1．在临床上可看到同一种疾病可由不同的遗传基础所致，这种现象称为________。

2．杂合子 Dd 的表现介于显性纯合子 DD 和隐性纯合子 dd 的表现型之间，此现象称为________。

3．一个白化病（AR）患者与一个基因型正常的人婚配，后代是患者的概率是________，后代是携带者的概率是________。

4．一个红绿色盲（XR）女性患者与一个正常男性婚配，其后代中女儿为红绿色盲的概率为________。

5．在常染色体隐性遗传病中，近亲婚配后代发病率比非近亲婚配发病率________。

6．带有显性致病基因的杂合子，发育至一定年龄才表现出相应的疾病，称为________。

7．镰状细胞贫血是一种遗传病，男女患病的机会均等，据此可推断致病基因位于________染色体上。

8．如果父亲的血型为 AB 型，母亲的血型为 O 型，它们所生孩子的血型可能为________，不可能为________。

9．性连锁遗传和从性遗传在表现上都与性别有关，但性连锁遗传的基因位于________染色体上，从性遗传的基因位于________染色体上，它们是性质不同的两种遗传现象。

10．家族性多发性结肠息肉属于常染色体完全显性遗传，如果一个杂合子患者和一个正常人婚配，他们所生孩子是患者的可能性是________。如果已生一患儿，他们生育第二个孩子是正常人的可能性是________。

## 三、选择题

**A 型题**

1. 父母都是B型血，生育了一个O型血的孩子，这对夫妇再生育孩子的血型可能是
   A. 只能是B型血
   B. 只能是O型血
   C. A型或O型
   D. AB型
   E. B型或O型
2. 下列哪一条不符合常染色体隐性遗传的特征
   A. 男女发病机会均等
   B. 近亲结婚发病率明显提高
   C. 系谱呈连续传递
   D. 双亲无病，子女可能发病
   E. 患者为隐性纯合，杂合子为携带者
3. 一对表型正常的夫妇，婚后生了一个先天聋哑（AR）的女儿，这对夫妇的基因型为
   A. AA和Aa
   B. AA和AA
   C. Aa和Aa
   D. Aa和aa
   E. aa和aa
4. 杂合子中的显性致病基因由于某种原因未能表现出相应性状，但它可把该显性基因传给后代，这种现象称为
   A. 完全显性
   B. 不完全显性
   C. 共显性
   D. 不规则显性
   E. 延迟显性
5. 下列哪一条不符合X连锁隐性遗传的特征
   A. 男女发病机会均等
   B. 系谱看不到连续传递
   C. 患者的双亲往往无病
   D. 存在交叉遗传的现象
   E. 女儿有病，其父一定为本病患者
6. 指关节僵直症属常染色体显性遗传病，如果外显率为75%，一个杂合型患者和一个正常人结婚，生下患者的可能性为
   A. 1
   B. 1/8
   C. 1/4
   D. 3/8
   E. 1/2
7. 一对表型正常的夫妇，生了一个高度近视（AR）的男孩和一个正常的女孩，这对夫妇是携带者的可能性是
   A. 1/4
   B. 1/2
   C. 2/3
   D. 3/4
   E. 1
8. 位于X染色体上由显性致病基因引起的疾病称
   A. 常染色体显性病
   B. 常染色体隐性病
   C. X连锁显性病
   D. X连锁隐性病
   E. Y连锁病
9. 一个白化病（AR）患者与一个基因型及表现型均正常的人结婚，后代是携带者的可能性是
   A. 1/8
   B. 1/4
   C. 1/2
   D. 3/4
   E. 1
10. 如果致病基因位于常染色体上，且

为显性，则此类疾病称为
A．常染色体显性遗传病
B．常染色体隐性遗传病
C．X 连锁显性遗传病
D．X 连锁隐性遗传病
E．Y 连锁遗传病

11．一个男孩是色盲（XR）患者，其父母和祖父母均正常，他的亲属中不可能患此病的人是
A．外祖父或舅父
B．姑姑
C．同胞兄弟
D．姨表兄弟
E．姨

12．一个杂合型并指（AD）的男人与一个正常人结婚，生下一并指的孩子，那么他们再生一个孩子是患者的可能性是
A．0
B．1/4
C．1/2
D．3/4
E．1

13．在 X 连锁显性遗传中，女性患者的基因型常为
A．$X^AX^A$
B．$X^AX^a$
C．$X^aX^a$
D．$X^AY$
E．$X^aY$

14．不规则显性是指
A．杂合子的表现介于显性纯合与隐性纯合之间
B．由于环境因素和遗传背景的作用，杂合子中的显性基因未能表现出来
C．致病基因突变成为正常基因
D．隐性致病基因在杂合状态时不表现出来
E．显性致病基因要到一定年龄才表现出作用来

15．某男子患有遗传性外耳道多毛症，现已知道此病的致病基因位于 Y 染色体上，那么这名男子婚后所生子女的发病情况是
A．男女均可发病
B．所有男性后代均有此病
C．男性有 1/2 患病可能
D．女性可能患病，男性不患病
E．女性有 1/2 可能患病

16．由于人类的红绿色盲基因位于 X 染色体上，因此正常情况下不可能进行的遗传方式是
A．母亲把色盲基因传给儿子
B．母亲把色盲基因传给女儿
C．父亲把色盲基因传给儿子
D．父亲把色盲基因传给女儿
E．祖父把色盲基因传给孙子

**B 型题**

A．常染色体显性遗传
B．常染色体隐性遗传
C．X 连锁显性遗传
D．X 连锁隐性遗传
E．Y 连锁遗传

1．白化病属于
2．色盲属于
3．外耳道多毛症属于
4．短指（趾）属于
5．家族性低磷酸盐血症性佝偻病（抗维生素 D 性佝偻病）属于
6．甲型血友病属于

A．0
B．1/2
C．2/3
D．1/4
E．3/4

7．一对夫妇表型正常，婚后生了一个先天聋哑（AR）的孩子，他们再生

一个孩子是患儿的概率为

8．一对夫妇表型正常，婚后生了一个先天聋哑（AR）的孩子，他们再生一个正常孩子是携带者的概率为

9．并指为常染色体显性遗传，如果其外显率为100%，一名患者与正常人婚配，他们每生育一个孩子是患者的概率为

10．如果并指患者的正常同胞与正常人婚配，他们生出患儿的概率为

A．完全显性
B．不完全显性
C．不规则显性
D．共显性
E．延迟显性

11．一对等位基因之间没有显性与隐性之分，它们同时存在时两种基因的作用都能完全表现出来，这种现象称为

12．出生时杂合子中显性的致病基因的作用并不表达，达到一定年龄以后，才会表现出相应的疾病，这种现象称为

13．杂合子的表现介于显性纯合与隐性纯合之间，此现象称为

A．O型
B．AB型
C．A型
D．B型
E．A型或O型

14．一个基因型为$I^Ai$的人与一个O型血的人结婚，后代的血型可能是

15．一个AB型的男人与一个A型血的女人结婚，后代不可能出现的血型是

16．一个基因型为$I^AI^A$的人与一个基因型为$I^BI^B$的人结婚，后代的血型可能是

A．父亲正常，母亲是携带者
B．父亲正常，母亲是色盲
C．父亲是色盲，母亲正常
D．父亲是色盲，母亲是色盲
E．父亲是色盲，母亲是携带者

17．红绿色盲是X连锁隐性遗传病，如果女儿是色盲携带者，儿子都正常，则他们的父母情况是

18．女儿中色盲和携带者各占1/2，儿子中有色盲，也有正常人，则他们的父母的情况是

19．女儿全都表型正常，儿子中有色盲，则他们的父母情况是

**X型题**

1．一对夫妇血型分别为A型和AB型，他们如生育，孩子的血型可能为
A．O型
B．AB型
C．A型
D．B型
E．以上四种血型都可能

2．一个其父为色盲的正常女人与一个正常男人结婚，如果他们生育了一个女孩，则这个女孩的基因型可能为
A．Bb
B．$X^BX^B$
C．BB
D．$X^BX^b$
E．$X^bX^b$

3．下列有关常染色体显性遗传的特征的正确描述是
A．男女发病机会均等
B．双亲无病时，子女有可能患病
C．患者的同胞中1/2将会发病
D．患者的子代中将有1/2患病
E．系谱一般呈连续传递

4．下列有关X连锁显性遗传的特征的正确描述是

A．系谱中女性患者多于男性患者
B．患者的双亲中一般有一人是患者
C．系谱中可见交叉遗传的现象
D．系谱中常呈隔代遗传的现象
E．男性患者所生的子女全部为患者

5．某男子患有遗传性外耳道多毛症，现已知道控制这种病的基因在 Y 染色体上，这名男子婚后所生子女患病情况是
A．所生男孩皆有此病
B．所生男孩或女孩都有可能患病
C．所生男孩有 1/2 可能患病
D．所生女孩有 1/2 可能患病
E．所生女孩不可能患病

6．如果控制某种疾病的致病基因位于 X 染色体上，则在正常情况下可能进行的遗传是
A．母亲把致病基因传给儿子
B．母亲把致病基因传给女儿
C．父亲把致病基因传给儿子
D．父亲把致病基因传给女儿
E．父亲不能传递此致病基因

## 四、问答题

1．

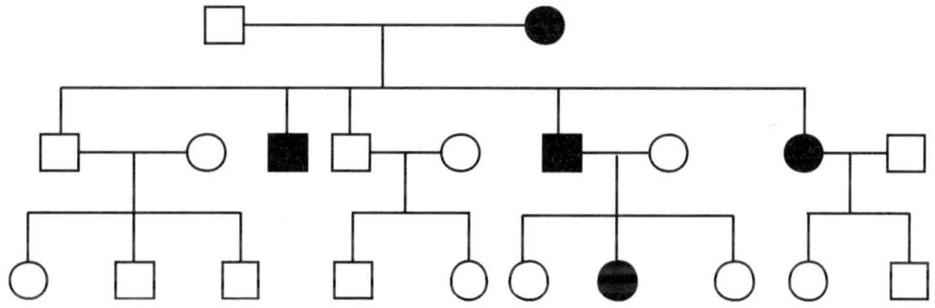

问：(1) 此系谱符合哪种遗传方式？
(2) 判断的根据是什么？
(3) 写出患者及父母的基因型。

2．丈夫的血型为 B 型，他的父亲是 O 型，妻子的血型为 AB 型，试分析后代可能出现的血型类型、不可能出现的血型类型。

3．判断下面系谱的遗传方式，说明判断的根据，写出 $Ⅱ_1$、$Ⅱ_3$、$Ⅲ_1$、$Ⅲ_2$、$Ⅲ_3$、$Ⅳ_2$、$Ⅳ_5$ 个体可能具有的基因型（以 B 代表显性基因，b 代表隐性基因）。

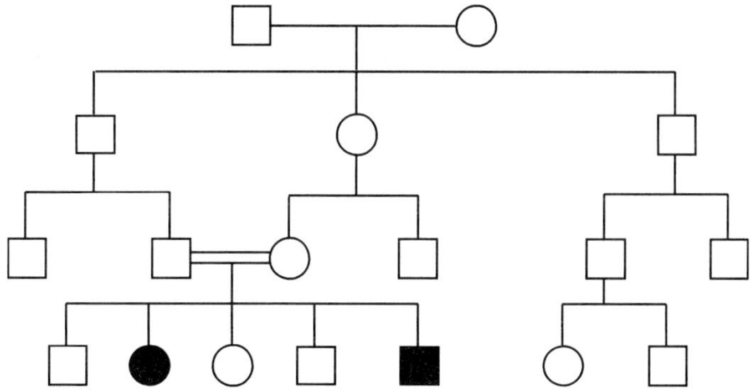

4．判断下面系谱的遗传方式，说明判断的根据。写出 $Ⅰ_1$、$Ⅰ_2$、$Ⅱ_1$、$Ⅱ_2$、$Ⅱ_3$、$Ⅲ_2$、

Ⅲ$_3$、Ⅲ$_8$、Ⅳ$_2$、Ⅳ$_5$、Ⅳ$_6$个体可能具有的基因型（以D代表显性基因，d代表隐性基因）。

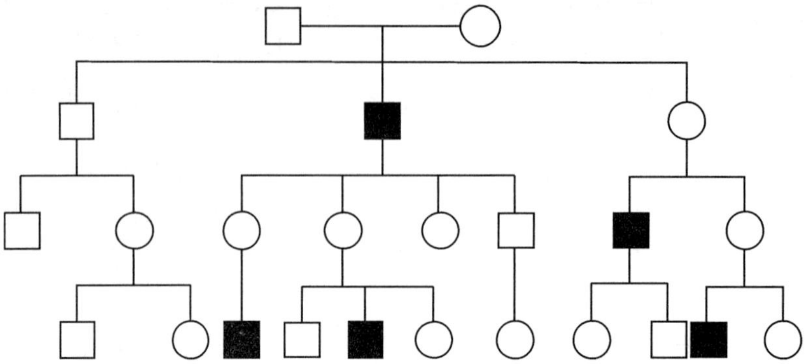

5．判断下面系谱的遗传方式，说明判断的根据。写出Ⅰ$_1$、Ⅰ$_2$、Ⅱ$_1$、Ⅱ$_2$、Ⅱ$_5$、Ⅲ$_1$、Ⅲ$_3$、Ⅲ$_6$个体可能具有的基因型（以A代表显性基因，a代表隐性基因）。

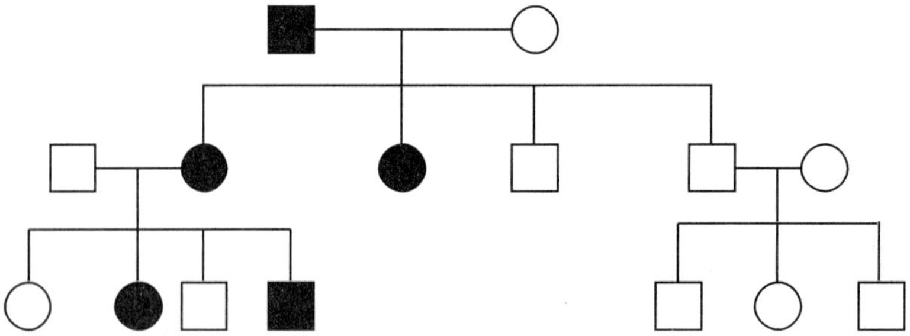

6．根据系谱回答下列问题

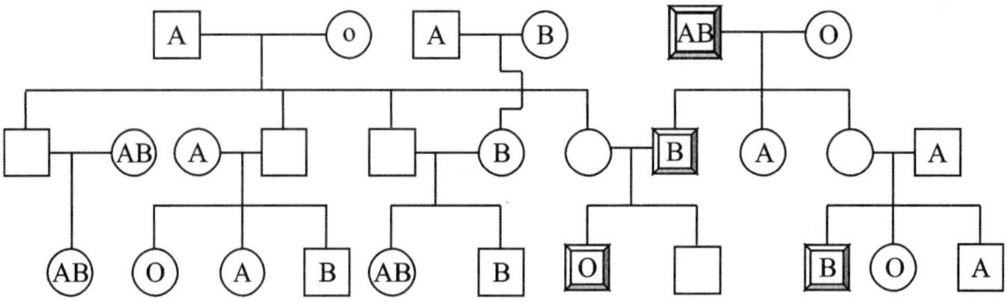


表示色盲男性

家谱中A B O字母表示血型

（1）从系谱中判断色盲的遗传方式，说明判断的根据。

（2）Ⅲ代7号的色盲基因是从Ⅰ代的1～6号中的哪一个传下来的？

（3）若是Ⅲ代2号和Ⅲ代7号结婚，他们的男孩是色盲的可能性有多少？

（4）在Ⅲ代7号和Ⅲ代10号结婚的情况下，所生的女孩中色盲基因携带者占多少？

（5）如果对Ⅰ代、Ⅱ代的血型判断是正确的，那么Ⅲ代中就有一个成员的血型不对，他（她）是哪一个？

（6）如果$Ⅲ_1$的母亲$Ⅱ_2$血型判断是正确的，试推断$Ⅲ_1$的父亲的血型。

7．根据下面的系谱分析判断该病的遗传方式。若$Ⅳ_4$个体与$Ⅳ_5$个体结婚，那么他们所生的第一个孩子患这种病的概率是多少？

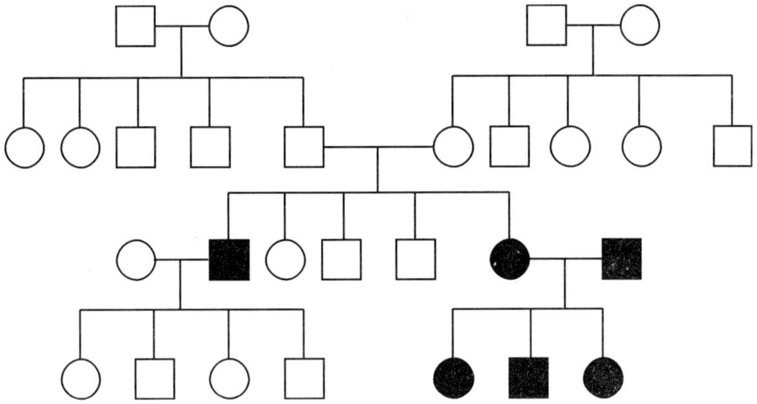

8．一个其父为色盲的正常女人与一个正常男人结婚，预期其子女的类型及比率如何？

## 应试习题参考答案

### 一、名词解释

1．显性性状：在显性等位基因支配的杂合子中表现出来的性状称为显性性状。

2．隐性性状：在杂合子中被显性等位基因掩盖而没有表现出来的性状称为隐性性状。

3．等位基因：位于一对同源染色体相同位点上控制相对性状的不同形式的基因称为等位基因。

4．表现型：受遗传因子控制而表现出来的性状称为表现型。

5．基因型：控制生物性状的遗传因子的组合形式称为基因型。

6．纯合子：基因型是由两个相同的显性基因或两个相同的隐性基因结合而成的个体。

7．杂合子：一对基因彼此不同的个体称为杂合子。

8．单基因遗传病：由单个基因突变引起的疾病称为单基因病。

9．系谱：是指从先证者入手，追溯调查其所有家族成员（直系亲属和旁系亲属）、亲属关系及某种遗传病（或性状）的分布等资料，并按一定格式将这些资料绘制而成的图解。

10．复等位基因：是指一个基因座位上，有两个以上的等位基因，但对每个个体来说最多只能具有其中的两个。

11．遗传异质性：表型相同而基因型不同的现象称为遗传异质性。

12．先证者：指某个家族中第一个就诊或被发现的罹患某种遗传病的患者或具有某种性状的成员。

13．不规则显性：指杂合子的显性基因由于某种原因而不表现出相应的性状，因此在系谱中可出现隔代遗传的现象。

14．共显性：指一对等位基因之间，没有显性和隐性的区别，在杂合子时两种基因的作用都完全表现出来。

15．外显率：是指一定基因型的个体在特定的环境中，表现出相应表现型的百分率。

16．表现度：是指一种致病基因的表达程度，即同一种基因在不同个体的表现可以有轻度、中度和重度的不同。

17．携带者：是指带有隐性致病基因而表型正常的个体。

18．遗传印记：指由于基因来自父方或母方而产生不同表型效应的现象，也称基因组印记。

## 二、填空题

1．遗传异质性

2．不完全显性

3．0　100%

4．0

5．高

6．延迟显性

7．常

8．A 型或 B 型　AB 型或 O 型

9．性　常

10．50%　50%

## 三、选择题

**A 型题**

1．E　2．C　3．C　4．D　5．A　6．D　7．E　8．C

9．E　10．A　11．B　12．C　13．B　14．B　15．B　16．C

**B 型题**

1．B　2．D　3．E　4．A　5．C　6．D　7．D　8．C

9．B　10．A　11．D　12．E　13．B　14．E　15．A　16．B

17．C　18．E　19．A

**X 型题**

1．BCD　2．BD　3．ACDE　4．ABC　5．AE　6．ABD

## 四、问答题

1．(1) 此系谱属于常染色体显性遗传。

(2) 男女发病机会均等，患者的双亲往往有一人是患者，系谱呈连续传递。

(3) $\text{I}_1$：aa，$\text{I}_2$：Aa，$\text{II}_3$：Aa，$\text{II}_6$：Aa，$\text{II}_7$：aa，$\text{II}_8$：Aa；$\text{III}_7$：Aa。

2．后代可能出现的血型类型是 AB 型、A 型、B 型，不可能出现的血型是 O 型。

3．此系谱的遗传方式为常染色体隐性遗传。

$\text{II}_1$：Bb，$\text{II}_3$：Bb 或 BB，$\text{III}_1$：BB 或 Bb，$\text{III}_2$：Bb，$\text{III}_3$：Bb，$\text{IV}_2$：bb，$\text{IV}_5$：bb。

4．此系谱的遗传方式为 X 连锁隐性遗传。

Ⅰ$_1$：$X^DY$，Ⅰ$_2$：$X^DX^d$，Ⅱ$_1$：$X^DY$，Ⅱ$_2$：$X^dY$，Ⅱ$_3$：$X^DX^d$，Ⅲ$_2$：$X^DX^D$，Ⅲ$_7$：$X^dY$，Ⅲ$_8$：$X^DX^d$，Ⅳ$_2$：$X^DX^D$，Ⅳ$_5$：$X^dY$，Ⅳ$_6$：$X^DX^D$ 或 $X^DX^d$。

5．此系谱的遗传方式为 X 连锁显性遗传。

Ⅰ$_1$：$X^AY$，Ⅰ$_2$：$X^aX^a$，Ⅱ$_1$：$X^aY$，Ⅱ$_2$：$X^AX^a$，Ⅱ$_5$：$X^aY$，Ⅲ$_1$：$X^aX^a$，Ⅲ$_3$：$X^aY$，Ⅲ$_6$：$X^aX^a$。

6．(1) 色盲的遗传方式为 X 连锁隐性遗传。

此系谱中患者均为男性，而男性的致病基因可由其母亲传来，女性表型正常的个体中有携带者，致病基因的传递存在着交叉遗传的现象。

(2) 色盲基因是从Ⅰ$_2$个体处传来。

(3) 0。

(4) 3/4。

(5) Ⅲ$_4$。

(6) A 型。

7．此系谱的遗传方式为常染色体隐性遗传，他们生第一个孩子的患病的概率是 1/2。

8．在他们所生的子女中，男孩的 50% 为患者，50% 为正常；女孩全部表型正常，但 50% 为携带者。

（吴白燕　刘　林）

# 第五章　线粒体遗传病

## 思维导图

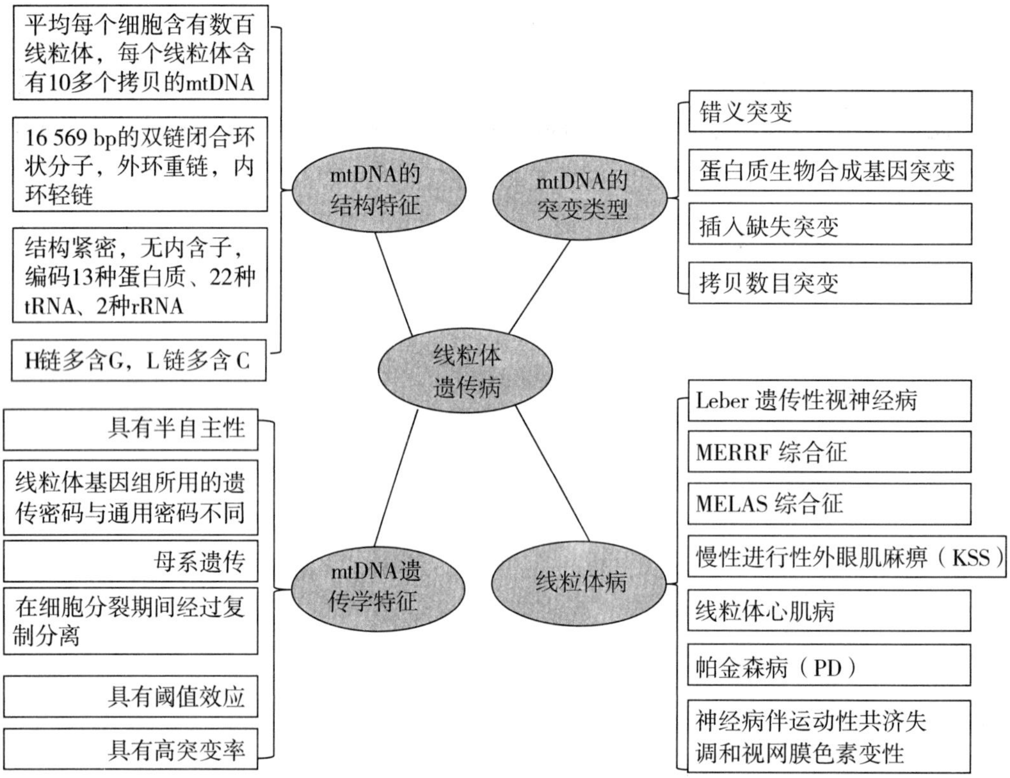


## 内容提要

### 一、线粒体 DNA 的结构特征

线粒体（mitochondria）是动物细胞核外唯一含 DNA 的细胞器，平均每一个细胞中含有数百个线粒体，每个线粒体内含有 1 ～ 15 个拷贝的线粒体 DNA（mitochondrial DNA，mtDNA）分子，mtDNA 是一个 16 569 bp 的双链闭合环状分子，外环为重（H）链，内环为轻（L）链，编码 13 种蛋白质、22 种 tRNA 和 2 种 rRNA。mtDNA 结构紧凑，没有内含子，唯一的非编码区是约 100 bp 的 D 环区，该区包括 mtDNA 重链复制的起始点和轻、重链转录的启动子以及 4 个高度保守的序列。mtDNA 两条链的碱基组成有很大差别，H 链多含 G，而 L 链多含 C。mtDNA 有两个复制起始点，其间相隔 2/3 个 mtDNA，分别起始复制 H、L 链。它的转录则是由位于 D 环区的两个启动子同时开始的。H 链启动子逆时针转录绝大多数基因，L 链启动子则顺时针方向转录。

mtDNA 突变率很高，为核 DNA 的 10 倍以上，这是因为 mtDNA 缺少组蛋白的保护，而且线粒体中没有 DNA 损伤的修复系统。mtDNA 的突变可以发生在所有组织细胞中，包括体细胞和生殖细胞。

## 二、线粒体 DNA 的遗传学特征

线粒体 DNA 与核 DNA 有所不同：

（一）mtDNA 具有半自主性

mtDNA 能够独立复制、转录和翻译。但是其功能又受到核 DNA 的影响，因为维持线粒体的结构和功能的大分子复合物及大多数氧化磷酸化酶的蛋白质亚单位是由核 DNA 编码的。

（二）线粒体基因组所用的遗传密码与通用密码不同

在线粒体遗传密码中，有 4 种密码子与核基因的“通用”密码不同，例如 mtDNA 中 UGA 编码色氨酸，而非终止信号。tRNA 的兼用性也较强，仅用 22 个 tRNA 来识别 48 个密码子。

（三）mtDNA 为母系遗传

人类受精卵中的线粒体绝大部分来自卵子，也就是说来自母系，因成熟的精子含有非常少的细胞质，几乎没有线粒体。所以 mtDNA 由母亲传递给她的所有子女，她的女儿又将其 mtDNA 传给下一代。这种只通过女性传递的遗传方式称为母系遗传（maternal inheritance）。因此，线粒体遗传病的传递模式与经典孟德尔性状的传递模式不同。携带突变的 mtDNA 分子的母亲将突变的 mtDNA 分子传给她的子女，但只有女儿能把这种突变传递给下一代。

（四）mtDNA 在有丝分裂和减数分裂期间都要经过复制分离

人的每个卵母细胞大约有 10 万个线粒体，但是当卵母细胞成熟时，绝大多数线粒体会丧失，数目减少到 100 个以下。这种线粒体数目从 10 万个锐减到少于 100 个的过程称为遗传瓶颈（genetic bottleneck）。此后，经过胚胎细胞前期分裂、繁殖的线粒体会达到每个细胞含有 1 万个或更多。mtDNA 的突变率极高，而且由于在胚胎发生和组织形成的细胞分裂过程中，线粒体是随机分布的，因此一些干细胞可能接受大量的携带突变基因的线粒体，使得随后形成的组织细胞会具有高比例的携带突变基因的线粒体。可以同时具有突变型和野生型 mtDNA，即为杂质性，或称异质性。杂质性和复制分离表明具有相同核基因型的细胞或个体，如一卵双生，可具有不同的细胞质基因型，从而具有不同的表型。

（五）mtDNA 具有阈值效应的特性

在组织或细胞中，所有的 mtDNA 分子都是一致的，称为同质性（homoplasmy）。如果

mtDNA 发生突变，将造成在同一细胞或同一组织中有两种或两种以上的 mtDNA，既含有突变型 mtDNA，又含有野生型 mtDNA，称为异质性（heteroplasmy）。异质性细胞经过有丝分裂和减数分裂，随机分离到两个子细胞中的突变型和野生型 mtDNA 的比例发生改变，mtDNA 基因型分别向纯合突变型和纯合野生型漂变，经过无数次分裂后细胞可达到同质性。

异质性在线粒体病的多样性和组织特异性表型中起到重要作用。当突变的 mtDNA 达到一定比例时，才有受损的表型出现，引起某种组织或器官功能的异常。也就是说，线粒体病存在表型表达的阈值，称为阈值效应。这种线粒体基因突变产生有害影响的阈值明显依赖于特定细胞或组织对能量的需求。如心脏、骨骼肌和中枢神经系统对氧化磷酸化的依赖性最强，因此，线粒体病常以肌病和脑病为特征。高需能的组织，如脑、骨骼肌、心脏和肝非常容易受到线粒体 DNA 突变的影响。

（六）mtDNA 的突变率极高

mtDNA 的突变率比核 DNA 的突变率高 10 ～ 20 倍。因为 mtDNA 中各基因排列紧凑，而且没有组蛋白的保护，又缺乏有效的 DNA 损伤修复系统。此外，mtDNA 的高进化率造成个体及人群中的 mtDNA 序列差异很大。任何两个人的 mtDNA，平均 1000 个碱基对中有 4 个不同，最高的变化率可达 3%，约有 70 个碱基被替代。但有害的突变会通过选择而消除。因此，尽管线粒体遗传病并不多见，但突变的 mtDNA 基因却很普遍。

## 三、线粒体 DNA 突变与线粒体病

1963 年，Nass 首次在鸡卵母细胞中发现线粒体中存在有 DNA，同年 Schatz 分离到完整的线粒体 DNA（mitochondrial DNA，mtDNA），从而开始了对线粒体 DNA 的探索。直到 1987 年 Wallace 等通过对线粒体 DNA 突变和 Leber 病之间关系的研究后，才明确提出线粒体 DNA 突变可引起人类的疾病，即线粒体病。

（一）线粒体 DNA 突变类型

mtDNA 的突变一般分为 4 类：错义突变、蛋白质生物合成基因突变、插入缺失突变和拷贝数目突变。

（二）线粒体病

线粒体病也称为线粒体肌病，这类疾病常伴有明显的肌肉异常、共济失调、心肌病、视网膜病等。以下介绍几种线粒体病：

1. Leber 遗传性视神经病（Leber's hereditary optic neuropathy，LHON） Leber 遗传性视神经病是人类母系遗传病的典型病例，是一种急性或亚急性发作的母系遗传病。典型的 LHON 首发症状是视物模糊，接着在几个月内出现无痛性、完全或接近完全的失明。通常是双眼同时受累。如果不是同时受累，那么在一只眼睛失明不久，另一只眼睛也会很快失明。其病理特征为视神经和视网膜神经元退化。另外还有周围神经的退化，震颤，心脏传导阻滞和肌张力降低。一般成年发病，平均发病年龄为 27 岁，但发病年龄范围可从儿童期一直到 70 岁。男性患者是女性的 5 倍。

现在已经发现有 10 多种 mtDNA 突变与 Leber 遗传性视神经病有关，其中最早发现的、也是最重要的是第 11 778 位点的 G 转换成了 A，使编码 NADH 脱氢酶亚单位 4（ND4）蛋

白质中第 340 个氨基酸由高度保守的精氨酸变成组氨酸，从而影响线粒体能量的产生。大约 50% 的 LHON 病是由该位点引起的。

LHON 的研究提出了线粒体病中的一个概念，即多种突变的相互作用，其中也包括核基因的作用，最终导致疾病的发生。最近研究发现 X 染色体上一基因位点与 LHON 视神经萎缩有关，这大概可以解释 LHON 男性患者较多的原因。

2．MERRF 综合征　MERRF 综合征又称为肌阵挛性癫痫伴碎红纤维病（myoclonic epilepsy associated with ragged-red fibers），是一种线粒体肌病。为罕见的、异质性母系遗传病。其症状为多系统紊乱，包括肌阵挛性癫痫的短暂发作，不能够协调肌肉运动（共济失调），感觉神经性听力丧失，痴呆，呼吸异常，扩张性心肌病和肾功能障碍等。MERRF 综合征是由于线粒体基因组的 tRNALys 基因点突变的结果，该突变使 tRNALys 发生改变，蛋白质合成受阻。

MERRF 综合征家族成员 mtDNA 通常为杂质性，氧化磷酸化酶水平随着年龄的增长而迅速降低，而与 mtDNA 突变仅部分相关。一般而言，20 岁以下的个体，其 mtDNA 突变 95% 以上时才会表现出全部 MERRF 综合征症状，突变为 85% 时表型仍正常。而 60 ~ 70 岁的个体 mtDNA 突变在 63% 时就表现中度症状，突变为 85% 时则表现严重症状。

3．MELAS 综合征　MELAS 综合征又称线粒体肌病脑病伴乳酸中毒及中风样发作（mitochondrial encephalomyopathy with lactic acidosis and stroke-like episodes，MELAS）综合征，是最常见的母系遗传线粒体病。其临床症状为：复发性休克，阵发性呕吐，乳酸中毒，肌肉组织病变，有碎红纤维，痴呆和耳聋，周期性偏头痛，身材矮小等。MELAS 综合征患者的一个特征性病理变化是在脑和肌肉的小动脉和毛细血管管壁中有大量形态异常的线粒体聚集。

大约 80% 的 MELAS 综合征病例都是由 mtDNA3243bp 的杂质性突变引起的，该突变改变了 tRNA leu 的结构，并使 tRNA leu 基因和 rRNA 基因下游紧密结合的转录终止子失活。rRNA 和 mRNA 合成比例发生改变。

4．慢性进行性眼外肌麻痹或 Kearns-Sayre 综合征（KSS）　常见临床表现为进行性外部眼肌麻痹和视网膜色素变性、心脏传导功能障碍、共济失调、耳聋、痴呆等。发病年龄在 20 岁前，大多数病人在确诊后几年内死亡。

KSS 并不表现出特定的母系遗传或核基因遗传方式，但这些症状表明它是一种线粒体病。线粒体分析表明，KSS 患者存在 mtDNA 的大片段缺失和 DNA 复制。约 1/3 的 KSS 病例与 4977 bp 缺失有关。

5．线粒体心肌病（mitochondrial cardiomyopathy）　常见临床症状为劳力性呼吸困难、心动过速、全身肌无力伴全身严重水肿、心脏和肝大等。

原发型心肌病可由线粒体基因组缺失所致。原发型、肥厚型和扩张型心肌病病人心肌 mtDNA 中存在有 7.5 kb 的缺失。研究发现非常染色体显性遗传的肥厚型心肌病病人心肌 mtDNA 中，存在大量的点突变，突变可发生在蛋白编码区，导致或不导致所编码的氨基酸改变，也可能发生在 tRNA 和 rRNA 编码区。

心肌内 mtDNA 突变发生率随年龄增大而升高，这种趋势在 35 岁后更明显，70 岁以上的老年人均有部分心肌 mtDNA 缺失。这是由于老年人冠状动脉硬化，使心肌缺血缺氧，mtDNA 易发生突变，突变后线粒体功能受到影响，从而又反过来加重心肌缺氧，呈恶性循环趋势。

6．帕金森病（Parkinson disease，PD） 帕金森病又称震颤性麻痹，是一种晚年发病的运动失调症，有震颤、动作迟缓且常常出错等症状。少数患者有痴呆症状。患者脑组织，特别是黑质中存在 mtDNA 缺失。帕金森病患者病变细胞中往往是突变型 mtDNA 和野生型 mtDNA 杂质性，一般正常人中突变型 mtDNA 占 0.3%，而帕金森病患者可达 5%。说明 mtDNA 突变是帕金森病发病的主要原因。

7．神经病伴运动性共济失调和视网膜色素变性 神经病伴运动性共济失调和视网膜色素变性（neuropathy, ataxia and retinitis pigmentosa，NARP）是一种罕见的异质性线粒体病，主要临床症状有发育迟缓、肌无力、痴呆、抽搐、视网膜色素变性和感觉功能减退等。线粒体 ATP6 基因 8993 bp 位置突变与此病有关，当突变基因的异质性水平达到 70% ～ 90% 的时候，会出现以上症状。当 8993 bp 位置突变的异质性超过 90%，就会发生一种致命的、发生在婴儿期的疾病，称 Leigh 综合征（LS）。

## 应试习题

### 一、名词解释

1．线粒体 DNA mitochondrial DNA
2．母系遗传 maternal inheritance
3．线粒体病 mitochondrial disease
4．同质性 homoplasmy
5．异质性 heteroplasmy

### 二、填空题

1．线粒体是动物细胞核外唯一含________的细胞器。

2．人线粒体 DNA 是一个双链闭合环状分子，________为重（H）链，________为轻（L）链，H 链多含________，而 L 链多含________。

3．mtDNA 在有丝分裂和减数分裂期间都要经过________。

4．mtDNA 突变率很高，约为核 DNA 的________倍以上，这是因为 mtDNA 缺少________的保护，而且线粒体中没有________系统。

5．mtDNA 的突变一般分为 4 类：________、________、________、________。

6．1963 年，Nass 首次在________中发现线粒体中存在有 DNA。

7．通过对线粒体 DNA 突变和________病的关系研究后，明确提出了线粒体 DNA 突变可引起人类疾病。

8．线粒体病常以________病为特征。

9．在线粒体病的多样性和组织特异性表型中________起到重要作用。

10．mtDNA 的突变发生在________，包括________。

11．线粒体遗传病并不多见，但________基因却很普遍。

## 三、选择题

**A 型题**

1．首例确定的线粒体病是
   A．帕金森病
   B．线粒体心肌病
   C．慢性进行性眼外肌麻痹
   D．Leber 遗传性视神经病
   E．线粒体肌病脑病伴乳酸中毒及中风样发作综合征
2．线粒体是一个半自主性细胞器，因为其 DNA
   A．能够独立复制、转录和翻译其所需的全部蛋白质
   B．能够独立复制，转录和翻译其所需的部分蛋白质
   C．能够自我复制
   D．母系遗传方式
   E．孟德尔遗传方式
3．mtDNA 的突变
   A．发生在所有组织细胞中
   B．仅发生在生殖细胞中
   C．仅发生在体细胞中
   D．仅发生在肌肉组织中
   E．仅发生在心肌细胞中
4．下列关于 mtDNA 的描述中不正确的是
   A．mtDNA 的表达与核 DNA 无关
   B．mtDNA 是双链环状 DNA
   C．mtDNA 的转录方式类似于原核细胞
   D．mtDNA 有重链和轻链之分
   E．mtDNA 的两条链都有编码功能

**B 型题**

   A．线粒体肌病脑病伴乳酸中毒及中风样发作综合征
   B．肌阵挛性癫痫伴碎红纤维病
   C．慢性进行性眼外肌麻痹
   D．Leber 遗传性视神经病
   E．神经病伴运动性共济失调和视网膜色素变性
1．MELAS 综合征又称
2．MERRF 综合征又称
3．LHON 又称
4．Kearns Sayre 综合征又称
5．NARP 又称

**X 型题**

1．下面哪些组织容易受到线粒体 DNA 突变的影响
   A．脑
   B．骨骼肌
   C．肝
   D．心脏
   E．脾
2．线粒体病的特征为
   A．肌病
   B．肾病
   C．脑病
   D．肺病
   E．肝病
3．mtDNA 高突变率的原因是
   A．缺乏有效的修复能力
   B．缺乏组蛋白保护
   C．基因排列紧凑
   D．复制频率过低
   E．转录速度过慢

## 四、问答题

1．简述人线粒体 DNA 的结构特征。

2．从分子水平阐述线粒体是半自主性细胞器。

3．简述线粒体遗传的特点。

4．常见的线粒体病有哪几种？它们有什么共同特征？

## 应试习题参考答案

### 一、名词解释

1．线粒体 DNA：指具有自己独立 DNA 的细胞器——线粒体中环形的 DNA。mtDNA 在每个细胞中有许多拷贝称母系遗传，并以快至基因组 DNA 5 ~ 10 倍的速度进化。

2．母系遗传：mtDNA 由母亲传递给她的所有子女，她的女儿又将其 mtDNA 传给下一代。这种传递方式称为母系遗传。

3．线粒体病：由线粒体 DNA 发生改变而导致的疾病称线粒体病。

4．同质性：是指一个细胞或组织中所有的线粒体具有相同的基因组，或者都是野生型序列，或者都是携带一个基因突变的序列。

5．异质性：是指一个细胞或组织既含有突变型、又含有野生型线粒体基因组。

### 二、填空题

1．DNA

2．外环　内环　G　C

3．复制分离

4．10　组蛋白　DNA 损伤修复

5．错义突变　蛋白质生物合成基因突变　插入缺失突变　拷贝数目突变

6．鸡卵母细胞

7．Leber

8．肌脑

9．异质性

10．所有组织细胞中　体细胞和生殖细胞

11．突变的 mtDNA

### 三、选择题

**A 型题**

1．D　　2．B　　3．A　　4．A

**B 型题**

1．A　　2．B　　3．D　　4．C　　5．E

**X 型题**

1．ABCD　　2．AC　　3．ABC

## 四、问答题

1．人线粒体DNA是一个16 569 bp的双链闭合环状分子，外环为重（H）链，内环为轻（L）链，编码13种蛋白质、22种tRNA和2种rRNA。mtDNA结构紧凑，没有内含子，唯一的非编码区是约100bp的D-环区，该区包括mtDNA重链复制的起始点和轻重链转录的启动子以及4个高度保守的序列。mtDNA两条连的碱基组成有很大差别，H链多含G，而L链多含C。mtDNA有两个复制起始点，其间间隔2/3个mtDNA，分别起始复制H、L链。它的转录则是由位于D-环区的两个启动子同时开始的。H链启动子逆时针转录绝大多数基因，L链启动子则顺时针方向转录。

2．mtDNA能够独立复制、转录和翻译。但是其功能又受到核DNA的影响，因为维持线粒体的结构和功能的大分子复合物及大多数氧化磷酸化酶的蛋白质亚单位是由核DNA编码的。

3．人类受精卵中的线粒体绝大部分来自卵子，也就是说来自母系，因成熟的精子含有非常少的细胞质，几乎没有线粒体。所以线粒体由母亲传递给她的所有子女，她的女儿又将其线粒体传给下一代。这种只通过女性传递的遗传方式称为母系遗传（maternal inheritance）。因此，线粒体遗传病的传递模式与经典孟德尔性状的传递模式不同。

其主要特点为：

（1）mtDNA具有半自主性；

（2）线粒体基因组所用的遗传密码与通用密码不同；

（3）mtDNA为母系遗传；

（4）mtDNA在有丝分裂和减数分裂期间都要经过复制分离；

（5）mtDNA具有阈值效应的特性；

（6）mtDNA的突变率极高。

4．常见的线粒体病有Leber遗传性视神经病、肌阵挛性癫痫伴碎红纤维病、线粒体肌病脑病伴乳酸中毒及中风样发作综合征、慢性进行性眼外肌麻痹、线粒体心肌病等。其共同特征为：常伴有明显的肌肉异常、共济失调、心肌病、视网膜病等。

（吴　丹　吴白燕）

# 第六章　表观遗传学

## 思维导图

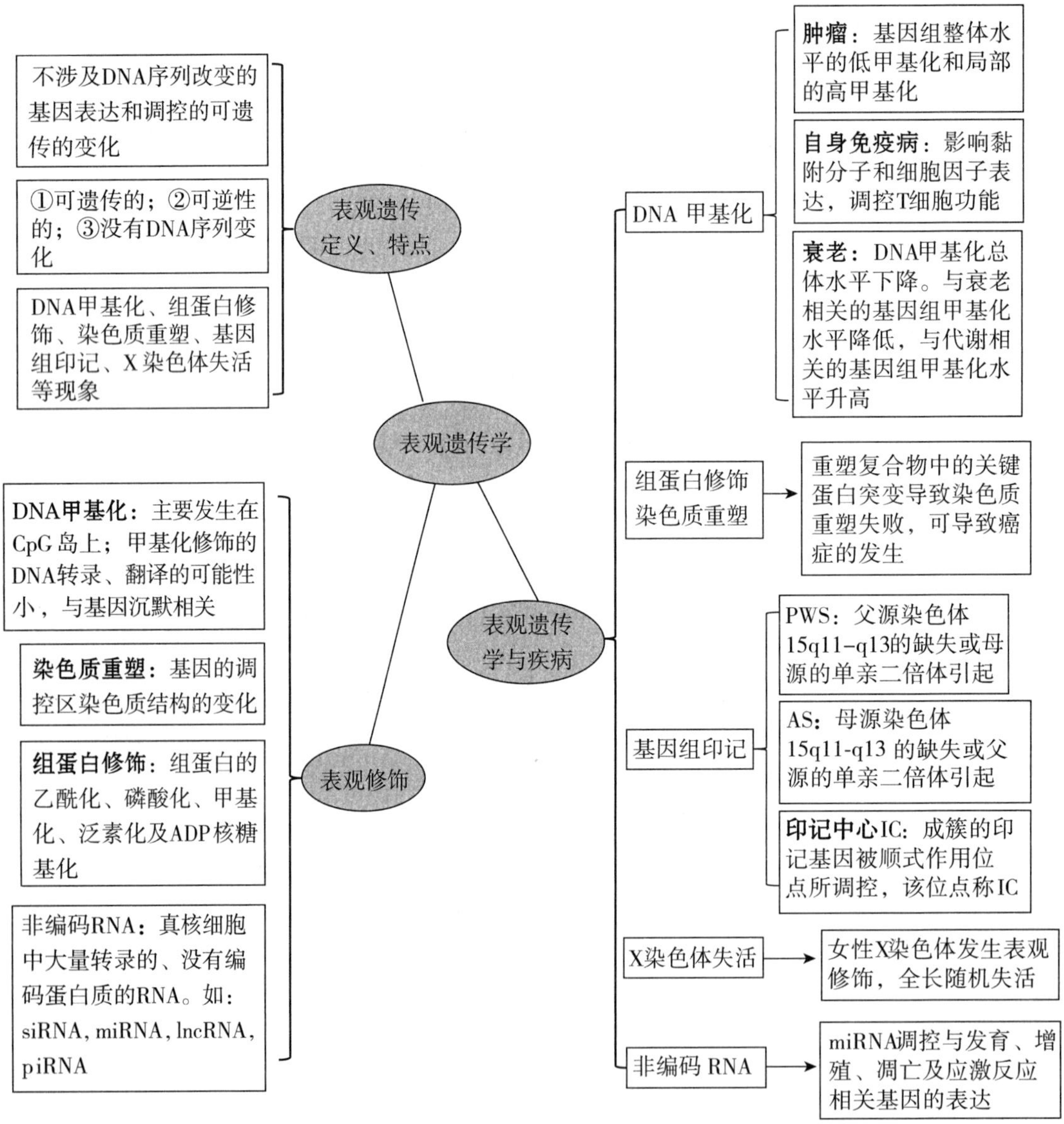

# 内容提要

表观遗传学（epigenetics）是研究生物体或细胞表观遗传变异的分支学科，主要研究不涉及 DNA 序列改变的基因表达和调控的可遗传的变化。表观遗传现象主要包括 DNA 甲基化、组蛋白修饰、染色质重塑、基因组印记、X 染色体失活、母体效应、基因沉默、核仁显性、休眠转座子激活和 RNA 编辑等。表观遗传有三个特点：①可遗传的，即这类改变通过有丝分裂或减数分裂，能在细胞或个体世代间遗传；②可逆性的，具有可逆性的基因表达调节，也有少数学者描述为基因活性或功能的改变；③没有 DNA 序列的变化或不能用 DNA 序列变化来解释。

## 一、表观遗传修饰

表观遗传修饰从多个水平上调控基因表达。① DNA 水平：例如 DNA 甲基化；② RNA 水平：例如 microRNA、RNA 干扰等；③蛋白质水平：例如组蛋白修饰；④染色质水平：例如染色质重塑。

### （一）DNA 甲基化

DNA 甲基化是指在 DNA 甲基转移酶（DNA methyltransferase，DNMT）的作用下，CpG 二核苷酸中的胞嘧啶环上 5′位置的氢被活性甲基取代，从而转变成 5- 甲基胞嘧啶（5-methyleytosine，5-mC）。DNA 甲基化主要是通过 DNA 甲基转移酶家族（DNA methyltransferase，Dnmt）来维持的。通常情况下，DNA 甲基化程度越高，修饰的 DNA 转录、翻译活性越低。所以 DNA 甲基化一般与基因沉默（gene silence）相关联；而非甲基化（no-methylated）与基因的活化（gene-activation）相关。在许多基因的 5′端 CpG 常成簇存在，称为 CpG 岛（CpG island）。人类基因组中 70% 的 5-mC 在 CpG 岛。

### （二）染色质重塑

在真核细胞中，大量组蛋白（histone）结合遗传物质，使其更加稳定，形成以核小体（nucleosome）为基本单位的染色质（chromatin）。在基因表达、DNA 复制和重组过程中，对应基因尤其是基因的调控区染色质的包装状态、核小体和组蛋白及对应的 DNA 分子会发生一系列的改变。这种基因表达调控过程中所出现的一系列染色质结构的变化，就称为染色质重塑（chromatin remodeling）。

### （三）组蛋白修饰

组蛋白修饰包括组蛋白的乙酰化、磷酸化、甲基化、泛素化及 ADP 核糖基化等，这些多样化的修饰既互相协同又互相拮抗，形成了一个复杂的调节网络，与生物学功能相关。组蛋白 H2A、H2B、H3 和 H4 各两个分子形成一个八聚体，DNA 缠绕在八聚体上形成核小体。组蛋白 H1 结合于核小体之间的连接 DNA 上。H1 的 C 端与其他亚基的 N 端富含带有正电荷的碱性氨基酸，能够同 DNA 分子中带有负电荷的磷酸基团相互作用，从而形成紧密的包装结构。

（四）非编码 RNA

非编码 RNA（no-coding RNAs，ncRNAs）是在真核细胞中发现的大量转录的、没有编码蛋白质的 RNA，不执行 mRNA、tRNA 和 rRNA 的功能。在调节真核细胞基因组表达和功能中起关键作用。按其大小主要分为两类：短链非编码 RNA，包括 siRNA（short interfering RNA）、miRNA（microRNA）、piRNA（piwi-interacting RNA）和长链非编码 RNA（long non-coding RNA，lncRNA）。长链非编码 RNA 在基因簇乃至于整个染色体水平上发挥顺式调节作用，如 X 染色体的失活；短链 RNA 在基因组水平对基因的表达进行调控，能够介导 mRNA 的降解，诱导染色质结构的改变，决定着细胞的分化，还对外源的核酸序列有降解作用以保护自身的基因组。

## 二、表观遗传学与疾病

（一）DNA 甲基化与疾病

1．DNA 甲基化与肿瘤

基因组整体水平的低甲基化和局部的高甲基化是肿瘤发生的一个重要因素，肿瘤的发生、发展过程与 DNA 甲基化密切相关。在肿瘤细胞中的 DNA 甲基化一般表现为总体的低甲基化水平和特定区域的高甲基化水平，这种特征常出现在高度和中度重复序列。甲基化水平降低导致染色体不稳定，原癌基因表达增强；而细胞周期调控基因、细胞凋亡基因、DNA 修复基因等相应的控制细胞增殖的基因的甲基化沉默，将促进肿瘤细胞的形成。药物可影响肿瘤中基因的甲基化，如叶酸和维生素 $B_{12}$ 都是甲基的供体，能影响甲基化的状态，主要是对全基因组甲基化上调的影响。环境因素亦可影响肿瘤中基因的甲基化，从而间接促进或影响肿瘤的发生。

2．DNA 甲基化与自身免疫性疾病

某些表观遗传修饰的改变可以引起自身免疫系统功能的紊乱。如系统性红斑狼疮（systemic lupus erythematosus，SLE）、类风湿关节炎（rheumatoid arthritis，RA）、强直性脊柱炎（ankylosing spondylitis，AS）、系统性硬化症（systemic sclerosis，SSc）等。DNA 甲基化的改变可以影响一些与黏附分子和细胞因子表达相关的基因，导致 T 细胞的自身反应性改变，DNA 甲基化对维持 T 细胞的功能至关重要。

3．DNA 甲基化与衰老

DNA 甲基化在细胞的衰老过程中总体水平下降，同时又伴随着某些基因的高甲基化。哺乳动物细胞在衰老进程中 5- 甲基胞嘧啶的分布在全基因组范围内发生改变，引起与衰老相关的基因组 DNA 甲基化水平降低。某些特异基因位点表现为 DNA 甲基化水平升高（例如一些代谢调节关键基因，导致机体一系列与衰老相关的代谢改变）。

（二）组蛋白修饰、染色质重塑与疾病

染色质重塑异常引发的疾病是由于重塑复合物中的关键蛋白突变导致染色质重塑失败，即核小体不能正确定位，并使 DNA 损伤修复复合物不能接近 DNA，影响基因的正常表达。如果突变导致抑癌基因或调节细胞周期的蛋白出现异常，将导致癌症的发生。

（三）基因组印记与疾病

基因组印记是指来自父方和母方的等位基因在通过精子和卵子传递给子代时发生了修

饰，使带有亲代印记的等位基因具有不同的表达特性，这种修饰常为 DNA 甲基化修饰，也包括组蛋白乙酰化、甲基化等修饰。目前发现的印记基因大约 80% 成簇，这些成簇的基因被位于同一条链上的顺式作用位点所调控，该位点被称为印记中心（imprinting center，IC），或称印记调控元件（imprinting control element，ICE）、印记调控区（imprinting control region，ICR）。

印记基因异常表达引发伴有复杂突变和表型缺陷的多种疾病，许多印记基因对胚胎和胎儿出生后的生长发育调节非常重要，印记基因的异常同样可诱发癌症。Prader-Willi 综合征（PWS）和 Angelman 综合征（AS）是基因组印记和疾病关系的最好例子。这两种综合征都涉及染色体 15q11-q13 的缺失。PWS 是 1956 年由 A．Prader 和 H．Willi 医生报道的一种因父源染色体 15q11-q13 的缺失引起的综合征，其发病原因还可以由于母源的单亲二倍体造成，临床表现为儿童早期发育畸形，其特征为肥胖、身材矮小、并伴有轻度智力低下；AS 是 1968 年 H．Angelman 医生报道的因母源染色体 15q11-q13 的缺失引起的一种综合征，其发病原因还可以是由于父源的单亲二倍体造成的，其临床特征主要表现为儿童期的共济失调、过度活跃、表情愉悦、严重智力低下和失语等。PWS 和 AS 这两种综合征的临床特征和发病原因表明父亲和母亲的基因组在个体发育中有着不同的影响，这种现象是典型的基因组印记。

父源和母源染色体上 IC 的甲基化呈现出差异甲基化状态。与基因组印记相关的疾病常常是由于印记丢失导致两个等位基因同时表达，或突变导致有活性的等位基因失活所致。基因组印记的本质仍为 DNA 修饰和蛋白修饰，所以和印记相关的蛋白质发生改变也将导致表观遗传疾病。

（四）X 染色体失活与疾病

1961 年 Lyon 提出了关于雌性哺乳动物体细胞的两条 X 染色体中有一条 X 染色体发生随机失活，认为这是一种基因的“剂量补偿”效应。X 染色体失活是典型的表观遗传现象，而且是以整条染色体为靶标的表观遗传修饰的一个特例。

X 染色体失活相关疾病大多是由 X 染色体不对称失活，携带有突变等位基因的 X 染色体在多数细胞中具有活性或者携带有正常基因的染色体过多失活（如 Wiskott-Aldrich 综合征女性患者）所致。女性体内，携带有突变基因的 X 染色体倾向失活，也有一部分基因可以逃避失活，存在两个有活性的等位基因。由于逃避失活而易使一些抑癌基因丧失功能，这是引发女性癌症的一个重要原因。

（五）非编码 RNA 与疾病

非编码 RNA（ncRNA）对细胞自身稳定和发育起着重要作用，对肿瘤的发生发展的作用也备受关注。miRNA 能够调控那些与发育、增殖、凋亡及应激反应相关基因的表达，而且它们的表达异常是人类恶性肿瘤的一个共同特征。

在染色体着丝粒附近存在大量的转座子，转座子可在染色体内部转座导致基因失活，引发多种疾病甚至癌症，然而在着丝粒区存在大量有活性的短链 RNA，它们通过抑制转座子的转座而保护基因组的稳定性。siRNA 还可以清除外来的核酸，对预防传染病有重要的作用。

# 应试习题

## 一、名词解释

1．表观遗传学 epigenetics
2．非编码 RNAno-coding RNAs，ncRNAs
3．印记中心 imprinting center，IC
4．岛 CpG islandCpG
5．染色质重塑 chromatin remodeling

## 二、填空题

1．DNA 甲基化是指在________的作用下，CpG 二核苷酸中的________环上 5′位置的氢被________取代，从而转变成________。

2．DNA 甲基化主要发生在________上，一般与________相关联；而非甲基化与________相关。

3．在真核细胞中，大量________结合遗传物质，使其更加稳定。

4．基因表达调控过程中所出现的一系列染色质________的变化，就称为染色质重塑。

5．组蛋白修饰包括组蛋白的________、________、________、泛素化及 ADP 核糖基化等，形成了一个复杂的调节网络，与生物学功能相关。

6．非编码 RNA 可分为两类：短链非编码 RNA ，包括________、________、piRNA 和长链非编码 RNA（lncRNA）。

7．基因组整体水平的________和局部的________是肿瘤发生的一个重要因素。

8．DNA 甲基化在细胞的衰老过程中总体水平________，同时又伴随着某些基因的高甲基化。

9．基因组印记是指来自父方和母方的等位基因发生了修饰，使下一代带有亲代印记的等位基因具有________的表达特性。

10．女性体内的两条 X 染色体中有一条发生________失活，是以整条染色体为靶标的________修饰的一个特例。

## 三、选择题

**A 型题**

1．DNA 甲基化水平降低会导致肿瘤相关基因如何变化
A．所有基因表达增强
B．所有基因表达下降
C．原癌基因表达增强
D．抑癌基因表达增强
E．原癌基因表达下降

2．CpG 二核苷酸中易发生甲基化的碱基是
A．C
B．G
C．C 和 G 均发生甲基化
D．根据甲基化的供体不同而决定
E．根据 CpG 在 DNA 中的位置而决定

3．Prader-Willi 综合征（PWS）发病原因是
   A．15q11-q13 的父源印记等位基因发生缺失
   B．15q11-q13 的母源印记等位基因发生缺失
   C．15q11-q13 的父源印记等位基因过量表达
   D．15q11-q13 的印记基因发生纯合缺失
   E．15q11-q13 的印记基因发生重复
4．Angelman 综合征（AS）发病原因是
   A．15q11-q13 的父源印记等位基因发生缺失
   B．15q11-q13 的母源印记等位基因发生缺失
   C．15q11-q13 的父源印记等位基因过量表达
   D．15q11-q13 的印记基因发生纯合缺失
   E．15q11-q13 的印记基因发生重复
5．X 染色体失活是由于
   A．X 染色体大片段缺失
   B．X 染色体大片段易位
   C．X 染色体大片段重复
   D．X 染色体大片段发生表观修饰
   E．整条 X 染色体发生表观修饰

**B 型题**

   A．DNA 甲基化
   B．microRNA
   C．RNA 甲基化
   D．组蛋白修饰
   E．染色质重塑
1．表观遗传修饰从 DNA 水平调控基因表达，如
2．表观遗传修饰从 RNA 水平调控基因表达，如
3．表观遗传修饰从蛋白质水平调控基因表达，如
4．表观遗传修饰从染色体水平调控基因表达，如

**X 型题**

1．表观修饰包括
   A．DNA 甲基化
   B．microRNA
   C．RNA 干扰
   D．组蛋白修饰
   E．染色质重塑
2．以下属于表观遗传病的是
   A．AS 综合征
   B．PWS 综合征
   C．系统性红斑狼疮
   D．类风湿性关节炎
   E．强直性脊柱炎

## 四、问答题

1．何为表观遗传？列举表观修饰的机制。
2．简述 DNA 甲基化发生的机制及对基因表达的影响。
3．简述 Prader-Willi 综合征（PWS）的发病机制。
4．简述 Angelman 综合征（AS）的发病机制。

# 应试习题参考答案

## 一、名词解释

1．表观遗传学：是研究生物体或细胞表观遗传变异的分支学科，主要研究不涉及 DNA 序列改变的基因表达和调控的可遗传的变化。

2．非编码 RNA：在真核细胞中发现的大量转录的、没有编码蛋白质的 RNA，不执行 mRNA、tRNA 和 rRNA 的功能。在调节真核细胞基因组表达和功能中起关键作用。

3．印记中心：成簇的印记基因位于同一条 DNA 链上，被顺式作用位点所调控，该位点被称为印记中心。

4．CpG 岛：CpG 二核苷酸常成簇存在，称为 CpG 岛。

5．染色质重塑：基因表达调控过程中所出现的一系列染色质结构的变化，就称为染色质重塑。

## 二、填空题

1．DNA 甲基转移酶　胞嘧啶　甲基　5- 甲基胞嘧啶

2．CpG 岛　基因沉默　基因的活化

3．组蛋白

4．结构

5．乙酰化　磷酸化　甲基化

6．siRNA　miRNA（microRNA）

7．低甲基化　高甲基化

8．下降

9．不同

10．随机　表观遗传

## 三、选择题

**A 型题**

1．C　　2．A　　3．A　　4．B　　5．E

**B 型题**

1．A　　2．B　　3．D　　4．E

**X 型题**

1．ABCDE　　2．AB

## 四、问答题

1．表观遗传是指不涉及 DNA 序列改变的基因表达和调控的可遗传的变化。表观遗传修饰包括 DNA 甲基化；microRNA、RNA 干扰；组蛋白修饰；染色质重塑等。

2．DNA 甲基化是指在 DNA 甲基转移酶（DNA methyltransferase，DNMT）的作用

下，CpG 二核苷酸中的胞嘧啶环上 5′ 位置的氢被活性甲基取代，从而转变成 5- 甲基胞嘧啶（5-methyleytosine，5-mC）。DNA 甲基化主要是通过 DNA 甲基转移酶家族 （DNA methyltransferase，Dnmt）来维持的。DNA 甲基化程度越高，修饰的 DNA 转录、翻译的可能性越小。所以 DNA 甲基化一般与基因沉默（gene silence）相关联；而非甲基化（no-methylated）与基因的活化（gene-activation）相关。

3．PWS 是 1956 年由 A．Prader 和 H．Willi 医生报道的一种因父源染色体 15q11-q13 的缺失引起的综合征，其发病原因还可以由于母源的单亲二倍体造成，临床表现为儿童早期发育畸形，其特征为肥胖、身材矮小、并伴有轻度智力低下。

4．AS 是 1968 年 H．Angelman 医生报道的因母源染色体 15q11-q13 的缺失引起的一种综合征，其发病原因还可以由于父源的单亲二倍体造成，其临床特征主要表现为儿童期的共济失调、过度活跃、表情愉悦、严重智力低下和失语等。

（吴　丹）

# 第七章　多基因遗传病

## 思维导图

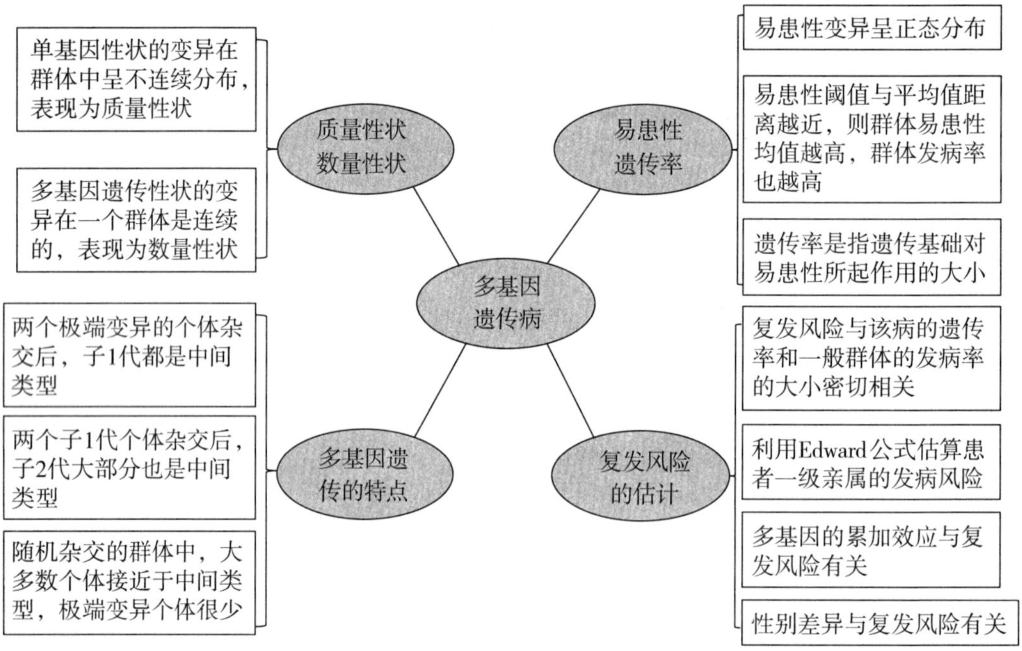


## 内容提要

### 一、多基因遗传

（一）质量性状和数量性状

单基因遗传中所涉及的遗传性状都是由一对等位基因所控制，相对性状之间的差异明显，在亲代向子代的传递过程中，遵循孟德尔遗传规律，例如，豌豆植株的高与矮，果蝇的长翅与残翅，人类的单基因遗传病如短指症等。单基因遗传的相对性状差异显著，在一个群体中，其变异个体可明显区分为 2 ～ 3 个群，也就是说，变异是不连续的，这类变异在群体中呈不连续分布的性状称为质量性状（qualitative character）。

如果把单基因性状的变异分布作图，则可见存在 2 ～ 3 个峰。对于完全显性性状的变异分布通常表现为 2 个峰，一个峰代表基因型 AA 和 Aa，一个峰代表基因型 aa；对于不完全显性性状的变异分布通常表现为 3 个峰，一个峰代表基因型 AA，一个峰代表基因型 aa，另一个峰则代表基因型 Aa。

与单基因遗传性状不同，有些性状的变异是连续的，相对性状存在着一系列中间过渡类型，表现为由小到大的渐变，个体间仅存在有数量或程度上的不同，而无类型或本质的差别，这些具有连续变异的性状称为数量性状（quantitative character）。在生物体中包括人类的有些性状或遗传性疾病的遗传基础不是一对等位基因，而是两对以上的多对等位基因。这种多基因遗传性状与单基因遗传性状不同，其变异在群体中是连续的，表现为数量性状的遗传。例如作物的产量、奶牛的泌乳量、人的身高等。

若根据人的身高把人们分组，在一个随机取样的群体中，我们很难只将他们分为“高的”和“矮的”两组，因为人的身高是由高到矮逐渐过渡的，不同组别之间没有绝对界限，这种变异是连续的，如果按身高分组分类，并依各组的人数作成分布曲线图，可见其分布近似于正态曲线，极端变异即过高或过矮的个体是很少的，大部分人为中等身高，近似平均值。

（二）数量性状的多基因假说

依据多基因假说，数量性状的遗传基础也是基因，但不是一对等位基因，而是两对以上的等位基因，这些基因的遗传方式仍然按照孟德尔遗传方式进行，彼此之间没有显隐性的区别，而是呈共显性，但每对等位基因对多基因性状形成的效应是微小的，称其为微效基因（minor gene）。微效基因对表型的影响微小，但有累加效应（additive effect），即多个微效基因可通过累加作用决定一个明显的表型性状。因此，各种基因型所表现出来的表型差异就成为连续的数量变化。

（三）多基因遗传的特点

多基因遗传具有 3 个特点：①两个极端变异的个体杂交后，子 1 代都是中间类型。由于不同环境因素对发育的影响，子 1 代也有一定的变异范围；②两个子 1 代个体杂交后，子 2 代大部分也是中间类型。但是，由于多对基因的分离和自由组合以及环境因素的影响，子 2 代将形成更广范围的变异，有时会出现一些近于极端变异的个体；③在一个随机杂交的群体中，变异范围广泛，大多数个体接近于中间类型，极端变异的个体很少。这些变异的产生是由多基因遗传基础和环境因素共同作用的结果。

## 二、多基因遗传病

一些常见的畸形或疾病，它们的发病率大多超过 0.1%，这些病的发病有一定的遗传基础，常表现有家族倾向，但并不像单基因遗传病那样，同胞的发病率较高（1/2 或 1/4 等），而是只有 1% ~ 10%，这些病就是多基因遗传病（polygenic hereditary disease）。由于除遗传因素外，环境因素在这类疾病中往往起着重要作用，故又称多因子遗传病（mutifactoral hereditary disease）。人类的高血压、糖尿病、精神分裂症、哮喘以及某些先天畸型如脊柱裂、唇裂、先天性幽门狭窄和先天性心脏病等均属于多基因遗传病。

（一）易患性

在多基因遗传病中，遗传基础和环境因素的共同作用决定了一个个体是否易于患病，称为易患性（liability）。人类易患性是一种数量性状，其变异呈正态分布。一个群体中的大部分个体的易患性都接近于平均值，易患性很低和很高的个体都很少。当一个个体的易患性高达一定限度即阈值（threshold）时，个体就患病。这样连续分布的易患性变异就被阈值区分为两部分，大部分为正常个体，小部分为患病的个体。在一定的环境条件下，阈值代表着造成发病所需要的最低限度的该病致病基因数量。

虽然一个个体的易患性高低目前还无法测量，一般只能依其婚后所生子女的发病情况作出粗略估计。但一个群体的易患性平均值的高低，则可以由该群体的发病率作出估计。易患性高低衡量的尺度用正态分布的标准差（σ）作单位。

多基因遗传病的正态分布曲线中，易患性变异超过阈值的那部分面积代表患者在人群中所占的百分数，即发病率。因此，可从群体发病率的高低来计算出阈值与易患性平均值之间的距离。例如，当一个群体发病率为 2.3% 时，以阈值为零作估计，其易患性平均值应位于与阈值相距 2 个 σ 的位置；若群体发病率为 0.13% 时，以阈值为零作估计，其易患性平均值应位于与阈值相距 3 个 σ 的位置。由此可见，多基因病的易患性阈值与平均值距离越近，则其群体易患性平均值越高，阈值越低，则群体发病率也越高；反之，当群体易患性阈值与平均值距离越远，则该群体易患性平均值越低，阈值越高，则群体发病率越低。

### （二）遗传率

在多基因遗传病中，易患性的高低受遗传基础和环境因素的双重影响，其中遗传基础所起作用的大小程度称为遗传度或遗传率（heritability）。一般用百分率（%）来表示。一种多基因病如果完全由遗传基础决定其易患性变异和发病，遗传率就是 100%，这种情况很少见。如果遗传率为 70% ～ 80%，则表明遗传基础在决定易患性上起主要作用，而环境因素的作用较小；如果遗传率为 30% ～ 40%，则表明环境因素在决定易患性上起重要作用，而遗传基础的作用是次要的。

遗传率的大小，可从下列公式求出：$h^2 = b/r$。其中 $h^2$ 为遗传率，$b$ 为亲属对患者的回归系数，$r$ 为亲缘系数。$b$ 可由下列两个公式求得：

$$b = (Xg - Xr)/a_g \quad ①$$

$$b = p_c(Xc - Xr)/a_c \quad ②$$

$Xg$ 为一般群体易患性平均值与阈值之间的标准差数，$Xr$ 为患者亲属易患性平均值与阈值之间的标准差数，$Xc$ 为对照组亲属易患性平均值与阈值之间的标准差数，$a_g$ 为一般群体易患性平均值与一般群体中患者易患性平均值之间的标准差数，$a_c$ 为对照组亲属易患性平均值与对照组亲属中患者易患性平均值之间的标准差数。$p = 1-q$，$q$ 为发病率。$X$、$a$ 值均可由正态分布表所编制的 $X$ 和 $a$ 值表查得。公式①适用于求一般群体的 $b$ 值。公式②适合于有匹配对照的群体的 $b$ 值。

### （三）多基因遗传病复发风险的估计

多基因遗传病的复发风险与该病的遗传率和一般群体的发病率的大小密切相关。患者一级亲属的发病率（$f$）近似于群体发病率的平方根（$\sqrt{p}$），即 $f = \sqrt{p}$，这就是 Edward 公式。在利用此公式估算患者一级亲属的发病风险时，必须注意公式应用的条件是：某个多基因遗传病的群体发病率应在 0.1% ～ 1% 之间，遗传率应为 70% ～ 80%。如果遗传率高于 70% ～ 80%，说明此病受遗传因素作用较大，则患者同胞中复发率就高于群体发病率的平方根；反之，如果遗传率低于 70% ～ 80%，说明此病受遗传因素作用较小，则患者同胞中复发率就低于群体发病率的平方根。

在多基因遗传病中，亲缘关系的远近与发病率也有关。可见随着亲属级别的降低，发病率明显下降，即亲属关系越远，发病率越低，但这种关系不是直线的，与一级亲属发病率相比较，二级亲属和三级亲属的发病率将迅速降低，即发病率的降低超过亲属级别下降的比例，这是多基因遗传的重要特点之一。

此外，在估计多基因遗传病的发病风险时还应注意以下情况：

1．多基因的累加效应与再发风险。在一定的环境条件下，多基因遗传病的发病是由较多的微效基因的累加作用超过阈值而致。一般而言，一个家庭中患病人数越多，反映了双亲带有的易患基因数量越多，则其再次生育的再发风险越高。另一方面，多基因遗传病中微效基因的累加效应还表现在病情的严重程度上。病情越严重的患者必然带有越多的易患基因，其双亲也会带有较多的易患基因，所以再次生育时复发风险也将相应地增高。

2．性别差异与再发风险。有些多基因遗传病的群体发病率有性别差异，这是因为在这种情况下，不同性别的易患性阈值高低不同，发病率低的性别由于其阈值高，所以群体中超过阈值的个体少，而一旦发病，则这些已发病的该性别患者易患性必然很高，这表明他们带有更多的致病基因，因此他们的亲属发病风险也相对增高。

## 应试习题

### 一、名词解释

1．质量性状 qualitative character

2．数量性状 quantitative character

3．多基因遗传 polygenic inheritance

4．微效基因 minor gene

5．易患性 liability

6．遗传率 heritability

### 二、填空题

1．单基因遗传的遗传性状由________对等位基因所控制，相对性状之间的差异明显，即变异是不连续的，称其为________。多基因遗传性状与单基因遗传性状不同，其遗传基础是________对等位基因，其变异在一个群体是连续的，称其为________。

2．数量性状的变异呈________分布，即一个群体中的大部分个体的表现型都接近于________，极端变异的个体很少。

3．数量性状的遗传基础是两对以上的等位基因，这些基因的遗传方式按________遗传方式进行，彼此之间呈________，每对基因对多基因性状形成的效应是微小的，但多对基因具有________效应形成一个明显的表型性状。

4．在多基因遗传中，两个极端变异的个体杂交后，子 1 代都是________。由于不同环境因素对发育的影响，子 1 代也有一定的变异范围。

5．在多基因遗传病中，当一个个体的易患性高达一定限度即阈值时，个体就患病。在一定的环境条件下，阈值代表着造成发病所需要的最低限度的________。

6．一个群体的易患性平均值的高低，可以由该群体的________作出估计。易患性高低衡量的尺度用正态分布的________作单位。

7．多基因遗传病中微效基因的累加效应可表现在一个家庭中________和患者的________。

8．一种多基因遗传病如果遗传率为70% ~ 80%，则表明________在决定易患性上起主要作用，而________的作用较小。

9．先天性幽门狭窄的男性发病率是女性的5倍，所以该病男性患者的儿子的发病风险将比该病女性患者的儿子的发病风险________。

10．精神分裂症的群体发病率为1%，遗传度大于70%，现有一位女性患者与正常男性婚配，估计婚后子女中的发病风险为________。

11．多基因遗传病先天性幽门狭窄的发病率，男性比女性高5倍，则________性患者子女的发病风险高于________性患者子女的发病风险。

12．一种多基因病的阈值与平均值相距愈近，其群体易患性的平均值愈________，阈值愈________，而群体发病率也愈________。

## 三、选择题

**A型题**

1．下列哪一点不符合数量性状的变异的特点
   A．相对性状存在着一系列中间过渡类型
   B．在一个群体中是连续的
   C．相对性状间差异明显
   D．分布近似于正态曲线
   E．分布范围广泛

2．在一个随机杂交的群体中，多基因遗传的变异范围广泛，大多数个体接近于中间类型，极端变异的个体很少。这些变异产生是由
   A．多基因遗传基础和环境因素共同作用的结果
   B．遗传基础的作用大小决定的
   C．环境因素的作用大小决定的
   D．多对基因的分离和自由组合作用的结果
   E．群体大小决定的

3．多基因遗传病的发病率大多超过0.1%，这些病的发病有一定的遗传基础，常表现有家族倾向，但又不像单基因遗传病那样同胞的发病率较高。下列疾病中不属于多基因遗传病的是
   A．精神分裂症
   B．糖尿病
   C．先天性幽门狭窄
   D．软骨发育不全
   E．唇裂

4．多基因病的群体易患性阈值与平均值距离越远，则
   A．群体易患性平均值越高，群体发病率越高
   B．群体易患性平均值越低，群体发病率越低
   C．群体易患性平均值越高，群体发病率越低
   D．群体易患性平均值越低，群体发病率越高
   E．群体易患性平均值越低，而与群体发病率无关

5．有些多基因遗传病的群体发病率有性别差异，发病率低的性别
   A．易患性阈值高，则其子女的复发风险相对较高
   B．易患性阈值低，则其子女的复发风险相对较低
   C．易患性阈值高，则其子女的复发

风险相对较低
D．易患性阈值低，则其子女的复发风险相对较高
E．易患性阈值与男性相同，但其子女的复发风险相对较高

6．一种多基因遗传病的复发风险与
A．该病的遗传率的大小有关，而与一般群体的发病率的大小无关
B．一般群体的发病率的大小有关，而与该病的遗传率的大小无关
C．该病的遗传率和一般群体的发病率的大小都有关
D．亲缘关系的远近无关
E．性别无关

7．在多基因遗传病中，利用 Edward 公式估算患者一级亲属的发病风险时，必须注意公式应用的条件是
A．群体发病率 0.1% ～ 1%，遗传率为 70% ～ 80%
B．群体发病率 70% ～ 80%，遗传率为 0.1% ～ 1%
C．群体发病率 1% ～ 10%，遗传率为 70% ～ 80%
D．群体发病率 70% ～ 80%，遗传率为 1% ～ 10%
E．群体发病率 1% ～ 10%，遗传率为 50%

**B 型题**

A．基因符合孟德尔遗传方式
B．呈正态分布
C．基因间呈显隐性关系
D．基因间没有显隐性关系
E．可分为 2 ～ 3 个峰

1．质量性状的变异分布图的特点为
2．既符合数量性状又符合质量性状遗传的是
3．符合数量性状变异特点的是

A．0.1% ～ 1%
B．1% ～ 10%
C．1/2 或 1/4
D．70% ～ 80%
E．20% ～ 30%

4．多基因遗传病患者同胞的发病率为
5．群体中多基因遗传病的发病率为
6．利用 Edward 公式估算患者一级亲属的发病风险时，要求遗传率为

A．直线降低
B．关系不是直线的
C．复发风险高
D．复发风险低
E．复发风险不变

7．在多基因遗传病中，随着亲属级别的降低，发病率明显下降，二者之间的关系是
8．在有些多基因遗传病中，发病率有性别差异，则发病率高的性别生育的后代
9．多基因遗传病患者病情越严重则其后代

**X 型题**

1．下列属于数量性状遗传特点的是
A．相对性状差异显著
B．变异是不连续的
C．变异是连续的
D．呈正态分布
E．相对性状没有明显差异

2．根据多基因假说，数量性状的遗传基础是
A．一对基因
B．多对基因
C．基因间呈显隐性
D．基因间呈共显性
E．符合孟德尔遗传方式

3．在一个随机杂交的群体中，多基因遗传的特点有
A．大多数个体接近于中间类型

B．极端变异的个体很少
C．中间类型和极端变异的个体都很多
D．变异范围广泛
E．个体均为中间类型

4．下列属于多基因遗传病的是
A．Down's 综合征
B．苯丙酮尿症
C．精神分裂症
D．糖尿病
E．先天聋哑

5．一种多基因病的阈值与平均值相距愈近，则其群体
A．发病率愈低
B．阈值愈低
C．发病率愈高
D．阈值愈高
E．发病率和阈值均愈高

6．下列与多基因遗传病的复发风险有关的是
A．患者病情严重程度
B．家系中患者人数
C．亲缘关系的远近
D．群体的发病率
E．遗传率的大小

## 四、问答题

1．简述质量性状与数量状的区别。

2．简述多基因假说的论点。

3．简述多基因遗传的特点。

4．人类的身高属于数量性状，假设人类身高差别决定于三个基因座 A、B、C 相应的三对基因 A 和 a、B 和 b、C 和 c。群体中基因型为 AABBCC 的个体身高为 184cm，aabbcc 的个体身高为 152cm。A 基因使身高增加 8cm，B 基因使身高增加 5cm，C 基因使身高增加 3cm。试求群体中下列婚配类型的后代的各种高度比例是多少？

（1）AABBCC × aabbcc

（2）AABbCc × aaBbCC

5．唇裂在我国人群中的发病率为 1.7/1000，通过对先症者的家系调查，患者一级亲属 1002 人中，有 44 人发病。求唇裂的遗传率。

6．精神分裂症的群体发病率为 0.16%，遗传度大于 70%，现有一位女性患者与正常男性婚配，试估计婚后子女中的发病风险。

7．在估计多基因遗传病的发病风险时，除了该病的遗传率和一般群体的发病率的大小与之密切相关外，还应考虑哪些情况？

# 应试习题参考答案

## 一、名词解释

1．质量性状：单基因遗传的相对性状差异显著，在一个群体中，其变异个体可明显区分为 2 ～ 3 个群，也就是说，变异是不连续的，这类变异在群体中呈不连续分布的性状称为质量性状。

2．数量性状：与单基因遗传性状不同，有些性状的变异是连续的，相对性状存在着一系列中间过渡类型，表现为由小到大的渐变，个体间仅存在有数量或程度上的不同，而无类型或本质的差别，这些具有连续变异的性状称为数量性状。

3．多基因遗传：由不同基因座位的多对基因的协同作用导致性状呈现数量变化即连续变异特征的遗传方式称为多基因遗传。

4．微效基因：数量性状的遗传依赖于多个基因的累加效应，但每个基因为一个性状的表现提供微小的效应，这些基因称为微效基因。

5．易患性：在多基因遗传病中，遗传基础和环境因素的共同作用决定了一个个体是否易于患病，称为易患性。

6．遗传率：在多基因遗传病中，易患性的高低受遗传基础和环境因素双重影响，其中遗传基础所起作用大小的程度称为遗传度或遗传率。一般用百分率（%）来表示。

## 二、填空题

1．一　质量性状　多　数量性状

2．正态　平均值

3．孟德尔　共显性　累加

4．中间类型

5．该病致病基因数量

6．发病率　标准差

7．患病人数　病情严重程度

8．遗传基础　环境因素

9．低

10．10%

11．女（性）　男（性）

12．高　低　高

## 三、选择题

**A 型题**

1．C　2．A　3．D　4．B　5．A　6．C　7．A

**B 型题**

1．E　2．A　3．B　4．B　5．A　6．D　7．B　8．D
9．C

**X 型题**

1．CDE　2．BDE　3．ABD　4．CD　5．BC　6．ABCDE

## 四、问答题

1．质量性状通常由一对等位基因所控制，彼此为显隐性或共显性，相对性状之间的差异明显，即变异是不连续的。数量性状的遗传基础是多对微效基因，彼此间为共显性，其变异在一个群体是连续的。

2．数量性状的遗传基础也是基因，是两对以上的等位基因，这些基因的遗传方式仍为孟德尔遗传方式，彼此之间呈共显性，但每对基因对多基因性状形成的效应是微小的，称其为微效基因。多个微效基因可通过累加作用形成一个明显的表型性状。

3．多基因遗传具有3个特点：①两个极端变异的个体杂交后，子1代都是中间类型，也有一定的变异范围；②两个子1代个体杂交后，子2代大部分也是中间类型，子2代将形成更广范围的变异；③在随机杂交的群体中，变异范围广泛，大多数个体接近于中间类型，极端变异的个体很少。

4．

（1）AaBbCc = 168 cm。只有一种高度：168 cm。

（2）AaBBCC 184–8 = 176 cm；AaBBCc 176–3 = 173 cm；AaBbCC 176–5 = 171 cm；AaBbCc 171–3 = 168 cm。

AaBbCc 165+3 = 168 cm；AaBbcc 160+5 = 165 cm；AabbCc 160+3 = 163 cm；Aabbcc 152+8 = 160 cm。

所以各种高度比例为：160 cm（1）/163 cm（1）/165 cm（1）/168 cm（2）/171 cm（1）/173 cm（1）/176 cm（1）。

5．$44/1002 \times 100\% = 4.40\%$，查 $X$ 和 $a$ 表得 $Xg = 2.929$，$a = 3.217$ 和 $Xr = 1.706$，由 $b = (Xg - Xr)/a_g = (2.929 - 1.706)/3.217 = 0.38$，则遗传率 $h^2 = b/r = 0.38/0.5 = 0.76 = 76\%$。

6．$f = \sqrt{p} = \sqrt{0.0016} = 0.04 = 4\%$。

7．还应考虑以下情况：

（1）多基因的累加效应与再发风险：

患病人数越多，反映了双亲带有的易患基因数量越多，则其再次生育的再发风险越高。病情越严重的患者必然带有越多的易患基因，其双亲也会带有较多的易患基因，所以再次生育时复发风险也将相应地增高。

（2）性别差异与再发风险：

有些多基因遗传病的群体发病率有性别差异，发病率低的性别易患性阈值高，该性别患者易患性则高，即带有更多的致病基因，则其亲属发病风险也相对增高。反之，发病率高的性别易患性阈值低，发病个体易患性低，即所带致病基因少，其子女发病风险就低。

（宋书娟）

# 第八章　群体遗传学

## 思维导图

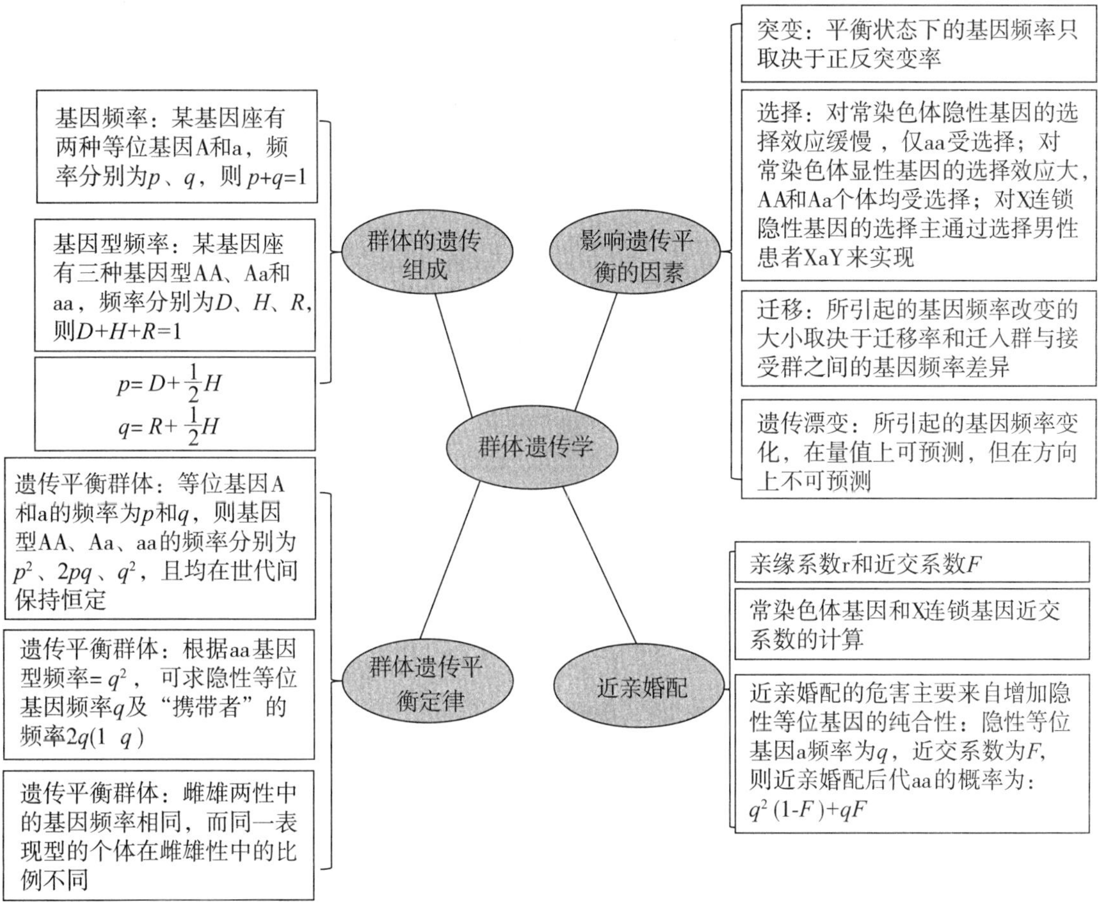


## 内容提要

### 一、群体遗传的组成

群体遗传学的研究目的是要揭示群体遗传组成变化的机制。这就要求定量表示群体的遗传组成，即群体的基因频率和基因型频率。借此，就可研究一个群体世代间的遗传变异情况。群体（population）是指在一定空间内，可以相互交配，并随着世代进行基因交换的许多同种个体的集群。在这样的群体里，基因的行为是以孟德尔定律为基础，因此又称为孟德尔群体。一个群体内所包含的全部遗传信息即全部基因称基因库（gene pool）。

（一）基因频率和基因型频率

基因频率（gene frequency）是指一个群体中某特定等位基因的数量占该基因座全部等位基因总数的比率。假定位于常染色体某基因座 A 有两种等位基因 A 和 a，设这两种基因频率分别为 $p$、$q$，则同一位点所有基因频率之和应该等于 1，即 $p+q=1$。

基因型频率（genotype frequency）是指一个群体中某一基因型的个体数占群体中全部个体数的比率。假定位于常染色体某基因座 A 有两种等位基因 A 和 a，则对该基因座来说有三种基因型 AA、Aa 和 aa，设这三种基因型频率分别为 $D$、$H$、$R$，则同一座位所有基因型频率之和应该等于 1，即 $D+H+R=1$。

（二）基因频率和基因型频率的换算

知道了群体中的基因型频率就可推算出基因频率。在基因频率 $p$、$q$ 和基因型频率 $D$、$H$、$R$ 之间的关系为：

$$p=D+\frac{1}{2}H$$

$$q=R+\frac{1}{2}H$$

因此，群体中某基因的频率等于相应纯合基因型的频率加上 1/2 其杂合基因型的频率。

## 二、群体的遗传平衡定律

（一）Hardy-Weinberg 定律

在随机交配的大群体内，若没有基因突变、选择、迁移、遗传漂变的因素作用，群体的基因频率将代代相传，保持不变，而且，不论群体起始基因型频率如何，经过一代随机交配后，群体的基因型频率亦代代保持不变，成为遗传平衡的群体，这就是群体的遗传平衡定律。这个定律，是在 1908 年英国学者 Hardy 和德国学者 Weinberg 各自独立提出的，所以又称 Hardy-Weinberg 定律。

在一个遗传平衡的群体中，若位于常染色体某基因座两等位基因 A 和 a 的频率为 $p$ 和 $q$，$p+q=1$，则基因频率在世代相传中保持不变，而基因型 AA、Aa、aa 的频率，经随机交配后分别为 $p^2$、$2pq$、$q^2$，并在世代间保持恒定。我们把基因频率为 $p$（A）和 $q$（a），而基因型频率为 $p^2$（AA）、$2pq$（Aa）、$q^2$（aa）的随机交配群体称为遗传平衡群体。

遗传平衡群体的基因频率和基因型频率可用下列公式表示：$(p+q)^2=p^2+2pq+q^2$。

（二）Hardy-Weinberg 定律的应用

1．求隐性等位基因频率及其“携带者”的频率

欲求等位基因 A 和 a 的频率，得先知由它们构成的全部三种基因型 AA、Aa、aa 的频率，这就要求同一座位的三种基因型区分明显，且都可根据表现型计数。如果该座位的两等位基因呈完全显隐性（例如 A 和 a），则杂合子（Aa）和显性纯合子（AA）不能根据表现型加以区分，也就不能应用前述的公式［$p=D+\frac{1}{2}H$ 和 $q=R+\frac{1}{2}H$］来计算等位基因频率。

如果群体处于Hardy-Weinberg平衡状态，计算等位基因频率时，就不一定必须先知道全部三种基因型的频率，因为，在平衡群体内AA：Aa：aa = $p^2$ : $2pq$ : $q^2$，虽然AA和Aa不能按表现型区分，但aa的表现型却可以辨别。所以，只要已知aa纯合子频率$q^2$，那么等位基因a的频率就是该纯合子频率的平方根$q$，而等位基因A的频率为（$1-q$）。

如果a为有害的隐性等位基因，人们往往关心杂合子，或者有害隐性等位基因携带者的频率。同样，在Hardy-Weinberg平衡条件下，杂合子的频率为$2q$（$1-q$）。因此，杂合子在群体中占正常个体（AA和Aa）的比例为：

$$H' = \frac{2q(1-q)}{(1-q)^2+2q(1-q)} = \frac{2q}{1+q}$$

2．检验一个群体是否处于Hardy-Weinberg平衡状态

对于常染色体的某一基因座来说，若其各基因型可借表现型识别，那么，可通过$\chi^2$适合度检验，来判断这些基因型的实测频率是否与Hardy-Weinberg平衡频率相符合。根据Hardy-Weinberg平衡定律，子代的基因型频率是由亲代的基因频率决定的。对于一随机交配群体，亲代和子代的等位基因频率相同，若该群体处于平衡状态，则从子代计算的等位基因频率可当做亲代的等位基因频率，并以此计算Hardy-Weinberg平衡下的期望基因型频率。然后，将基因型的实测值和期望值相比较，进行相应的检验，就可判断该群体是否处于平衡状态。

（三）Hardy-Weinberg定律的扩展

1．复等位基因的遗传平衡

在一个基因座位上存在三种或三种以上的等位基因称为复等位基因。其中最简单的情况是同一座位具有三个等位基因。例如，设A座位有三个等位基因$A_1$、$A_2$、$A_3$其相应的频率分别是$p_1$、$p_2$、$p_3$。那么，根据Hardy-Weinberg定律，在随机交配的大群体内的基因频率和基因型频率的关系可表示为：

$$[p_1(A_1)+p_2(A_2)+p_3(A_3)]^2 = p_1^2(A_1A_1)+p_2^2(A_2A_2)+p_3^2(A_3A_3)+2p_1p_2(A_1A_2)+2p_1p_3(A_1A_3)+2p_2p_3(A_2A_3)$$

若令$P_1 = p_1^2$，$P_2 = p_2^2$，$P_3 = p_3^2$；$H_1 = 2p_1p_2$，$H_2 = 2p_1p_3$，$H_3 = 2p_2p_3$，由基因型频率可估算相应的基因频率：

$$p_1 = P_1+\frac{1}{2}H_1+\frac{1}{2}H_2,\ p_2 = P_2+\frac{1}{2}H_1+\frac{1}{2}H_3,\ p_3 = P_3+\frac{1}{2}H_2+\frac{1}{2}H_3$$

即某一等位基因的频率，是其纯合子频率加上该等位基因的全部杂合子频率的1/2。可见在3个以上等位基因时，这一关系仍然适用。

人类的ABO血型系统受三个复等位基因$I^A$、$I^B$和i控制。$I^A$和$I^B$为共显性等位基因，i对$I^A$和$I^B$呈隐性。若$I^A$、$I^B$和i的基因频率分别为$p$、$q$和$r$，以及$\overline{A}$、$\overline{B}$、$\overline{AB}$和$\overline{O}$分别为血型O、A、B和AB的表现型频率，则在遗传平衡群体中，ABO血型系统的基因频率和基因型频率的关系可表示为：

$$(p+q+r)^2 = p^2+q^2+r^2+2pq+2pr+2qr = 1$$

其中，$\overline{A} = p^2+2pr$，$\overline{B} = q^2+2qr$，$\overline{AB} = 2pq$，$\overline{O} = r^2$。则：$r = \sqrt{r^2} = \sqrt{\overline{O}}$，

$p = 1-(q+r) = 1-\sqrt{(q+r)^2} = 1-\sqrt{q^2+r^2+2qr} = 1-\sqrt{\overline{B}+\overline{O}}$，同理：$q = 1-\sqrt{\overline{A}+\overline{O}}$。

2．X 连锁基因的遗传平衡

对于 X 连锁基因，情况要比常染色体基因复杂。如果群体内雌雄性基因频率不同，则该群体内雌雄两性基因频率在世代间波动，在雌雄两性基因频率世代间变化过程中，基因频率在两性中波动的幅度逐渐递减，几代以后趋于平衡，这时，雌性群体和雄性群体的基因频率相同：$p_f = p_m = p$；$q_f = q_m = q$，此后不再变化。

由于雌性有两条 X 染色体，而雄性只有一条 X 染色体，在雌性群体中，基因频率和基因型频率之间的关系与常染色体的相同，即某基因的频率等于相应纯合基因型的频率加上$\frac{1}{2}$其杂合基因型的频率：

$$p_f = p^2 + \frac{1}{2}(2pq)$$

$$q_f = q^2 + \frac{1}{2}(2pq)$$

而在雄性群体中，该基因的频率就等于相应的基因型频率，$p_m = p$；$q_m = q$。因此，在遗传平衡群体中，虽然雌雄两性的基因频率相同，同一表现型的个体在雌雄性中的比例却是不同的。

（1）对于 X 连锁隐性遗传病，在女性中患病个体的比例为 $q^2$，而在男性中则是 $q$，男女患者的比例为$\frac{q}{q^2} = \frac{1}{q}$。由于 $0 \leqslant q \leqslant 1$，男性患病率一般总是比女性高，$q$ 越小，二者的差异越大，当 $q$ 很小，约为 0 时，$p \approx 1$，男性患者大大多于女性患者，而女性携带者的比例为 $2pq$，与男性患者的比例相比为 $2pq/q \approx 2p \approx 2$，相当于男性患者的 2 倍。伴性遗传的红绿色盲等性状表现为男性比女性多很多，就是这个原因。

（2）对于 X 连锁显性遗传病，在女性中患病个体的比例为 $p^2+2pq$，而在男性中则是 $p$，男女性患者的比例为$\frac{p}{p^2+2pq} = \frac{1}{p+2q}$，由于 $p + 2q = (p + q) + q = 1 + q \geqslant 1$，男性患病率一般总是比女性低，当 $p$ 很小，约为 0 时，$q \approx 1$，男女性患者的比例为$\frac{1}{p+2q} \approx \frac{1}{2}$，即女性患者约是男性患者的 2 倍。

## 三、影响遗传平衡的因素

（一）突变对遗传平衡的影响

突变往往可逆，即等位基因 A 不但可以突变成 a，a 也可以突变成 A，这种突变叫做回复突变。当然，这两个方向的突变率不一定相等。假定从 A 到 a 的突变率每代为 $u$，a 突变成 A 的频率为 $v$，等位基因 A 和 a 的基因频率分别为 $p$ 和 $q$，当 $up = vq$ 时两个方向突变达到平衡，基因频率不再变化。

令平衡时等位基因 A 和 a 的基因频率分别为 $p'$ 和 $q'$，于是得到平衡时 a 基因的频率：

$$q' = \frac{u}{u+v}$$

同时可得，A 基因的平衡频率：

$$p' = \frac{v}{u+v}$$

由此可见，在既定环境条件下，由于正反向突变率 $u$ 和 $v$ 都是常数，平衡状态下的基因频率 $p'$ 和 $q'$ 只取决于 $u$、$v$ 的数值大小，而与初始频率 $p$ 和 $q$ 无关。

（二）选择对遗传平衡的影响

在自然界的一个群体内，造成不同基因型个体成活率和生育率差异的过程称为自然选择。一般用来量化自然选择的参数为适合度和选择系数。

适合度（fitness，f）是指在一定的环境条件下，某基因型的个体能够生存并将其基因传给下一代的相对能力，可用相同环境中不同个体的相对生育率来衡量，一般用 $f$ 表示。选择系数（selection coefficient，s）是与适合度有关的一个量，通常用 $s$ 表示，指在选择作用下降低的适合度。二者的关系是：$s = 1-f$。

1．对常染色体隐性基因的选择

（1）常染色体隐性基因的选择效应：

如果选择对隐性等位基因不利，则在 A 和 a 所构成的基因型 AA、Aa、aa 中，受选择的只是隐性纯合子 aa。因为有害隐性基因绝大多数以 Aa 杂合状态存在，而 Aa 即携带者不能直接被选择，所以选择对常染色体隐性致病基因的作用是缓慢的。

使原 a 基因频率 $q_0$ 降低到一定数值 $q_t$ 所需要的选择世代 $t$，可由 $t = \frac{1}{q_t} - \frac{1}{q_0}$ 求出。例如在某地区，白化病隐性等位基因频率约为 0.01，假定优生目标是从群体消除这种等位基因（不让隐性纯合子结婚）即 $s = 1$，那么，该基因频率从开始 0.01 降低至一半 0.005 所需世代数为 $t = \frac{1}{q_t} - \frac{1}{q_0} = \frac{1}{0.005} - \frac{1}{0.01} = 100$ 代，如果人类的一代平均为 25 年，则需 $25 \times 100 = 2500$ 年，所以选择对常染色体隐致病基因的作用是缓慢的。

（2）常染色体隐性基因的选择与突变的平衡：

选择对隐性基因的效应是减小隐性基因的频率，虽然其作用是缓慢的，从理论上讲该基因最终会从群体中消失。而事实并非如此，隐性基因的频率在人群中基本恒定，这是由于突变和选择间的平衡作用造成的。

当选择淘汰的有害基因等于新产生的有害基因，这时，群体保持平衡状态。由于选择，隐性等位基因 a 频率的减少量为 $\Delta q = -spq^2/(1-sq^2)$，因选择作用，a 的频率很低，$q \approx 0$、$p \approx 1$，分母近似为 1，$\Delta q = -spq^2$；而从 A 到 a 的突变（可忽略其逆突变，由于 a 的频率很低），等位基因的增加量为 $up$。当 $up = spq^2$，即 $u = sq^2$ 时，选择与突变就达到平衡，因此平衡群体的隐性基因的突变率 $u = sq^2$。当 $s = 1$ 时，隐性基因 a 的突变率 $u = q^2$，隐性致死的等位基因的突变率等于其平衡频率的平方即群体的发病率。

2．对常染色体显性等位基因的选择

（1）常染色体显性等位基因的选择效应：

对显性等位基因的选择要比对隐性等位基因的选择有效，因为含有显性基因的个体（AA 和 Aa）都受到选择的作用。只要有选择即 $s > 0$，群体中的 A 的频率 $p$ 就逐渐减少至 0。系数越大，基因频率改变越快。当选择系数 $s = 1$ 时，即显性基因是不育或致死的，则选择一代后，显性基因将会在群体中全部消失。但是，实际上群体中的显性有害基因保持着相对恒定值，这同样与突变和选择的双重作用有关。

（2）常染色体显性等位基因的选择与突变的平衡：

当选择淘汰的 A 基因 $sp$ 等于突变率 $v$ 新产生的 A 基因 $vq$ 时，群体达到平衡状态。由于常染色体显性遗传病中患者多为杂合子，其频率为 $H = 2pq$，由于 $p$ 很小，$q \approx 1$，$H = 2p$，$p = \frac{1}{2}H$。则选择淘汰的 A 的频率近似为 $s \times \frac{1}{2}H$，而从 a 到 A 的突变（可忽略其逆突变，由于 A 的频率很低），等位基因的增加量为 $vq \approx v$。所以，当 $v = s \times \frac{1}{2}H \approx sp$ 时，即达平衡，从而由该公式可求得平衡群体内显性基因的突变率。如果 $s = 1$（即等位基因 A 致死），则 $v = \frac{1}{2}H = \times 2pq = pq \approx p$，即在显性等位基因致死情况下，该基因的突变率等于其平衡频率。

3．对 X 连锁隐性基因的选择

（1）X 连锁隐性基因的选择效应：

当 X 连锁隐性基因为有害基因时，由于男性是半合子，所以致病基因频率 $q$ 也就是男性发病率，而女性的发病率为 $q^2$。对于人类的 X 连锁隐性遗传病，致病基因频率往往很低 $q \approx 0$，$p \approx 1$，男性患者的发病率大大超过女性患者的发病率。女性群体的致病基因主要由杂合子（携带者）携带，其频率近似于男性致病基因频率的 2 倍。而携带者的表型正常，不受选择影响，所以选择作用主要通过淘汰男性个体而实现。

（2）X 连锁隐性基因的选择与突变的平衡：

从整个群体而言，由于女性群体的致病基因主要由杂合子（携带者）携带，其频率近似于男性致病基因频率的 2 倍，所以男性群体所拥有的致病基因只占整个群体的 1/3。设选择系数为 s，所以，选择淘汰的 X 连锁隐性基因的频率为 $1/3sq$，当突变增加的量 $up$（可忽略其逆突变，由于 $q$ 很低）与之相等时，群体达到平衡状态。因 $p \approx 1$，所以，平衡时 $u = \frac{1}{3}sq$。

4．选择放松

随着医学的发展，许多遗传病可以得到医治或延长患者生命，使其活到生育年龄并结婚生子，从而放松了选择效应，导致致病基因频率和遗传病发病率增高。像这种由于选择压力降低，对有害基因不能进行严格淘汰，而使致病基因频率增高的现象称选择放松（relaxation of selection）。若选择放松将选择系数 $s$ 变为 0，则称完全放松。

无论显性致病基因还是隐性致病基因，选择放松都会造成致病基因频率逐代增加，但显性致病基因的频率变化迅速，而隐性致病基因变化非常缓慢。对显性致病基因来讲，若是致死的，适合度为 0，发病率完全由突变率来维持；若患者可被治愈并与正常人一样生育，则为完全放松，经过一代后有害基因频率将增加一倍，并在以后各代中线性增加。

（三）迁移对遗传平衡的影响

一个群体的居民迁入另一群体并与后一群体婚配，于是发生了基因流动，称迁移。通常将前一群体称迁入群，后一群体称接受群，二者的比值为迁移率。

如果迁入群和接受群的基因频率不同，那么，迁移必将使接受群的基因频率发生变化。如果迁移连续不断地进行，基因频率的变化将不断地发生，直到两群体的基因频率相等为止。迁居所引起的基因频率改变的大小取决于迁移率和迁入群与接受群之间的基因频率差异大小。①两个群体间的基因频率差异越大，迁移后群体基因频率的改变越大；②基因频率变化的大小与迁移率呈正相关。

在人类社会中，两个群体的居住交界附近，基因交流比较频繁，基因频率差异较小。离交界越远的群体，基因交流比较少，基因频率差异较大，因此，迁居造成了人类的基因频率呈地理梯度分布。

（四）遗传漂变对遗传平衡的影响

在小群体中，等位基因频率由于抽样误差引起的随机变化称随机遗传漂变（遗传漂变或漂变）。遗传漂变与突变、选择和迁移对群体中等位基因的作用有所不同。突变、选择和迁移的共同点是，如果已知等位基因频率，也知突变率、选择系数或迁移率，就可预测等位基因改变的方向和量值大小；而由于随机遗传漂变引起的等位基因频率的变化，在量值上可预测，但在方向上不可预测。

遗传漂变的基本原理是，由于抽样引起的误差大小与样本含量的大小成反比——群体越小，即样本越小，误差效应越大。对于生物个体来说，这个原理意味着：群体中繁殖个体数越少，由遗传漂变引起的等位基因频率的变化越大。与此有关的一个现象为奠基者效应。如果一个数目有限的新群体原是由少数几个迁移个体——奠基者繁殖起来的，该群体很可能会引起遗传漂变，这种由少数个体建立起的遗传漂变称奠基者效应。遗传漂变可以造成一些遗传病或性状在某些隔离小群体中出现特别高或特别低的频率。

## 四、遗传负荷

遗传负荷（genetic load）是指在一个群体中由于有害基因的存在而使群体适合度下降的现象。一般用群体中每个个体平均所携带的有害基因的数量来表示。据估计我国人群每人平均带有 5 ～ 6 个有害基因，这就是我国人群的遗传负荷。

遗传负荷主要来源于突变负荷和分离负荷。突变负荷（mutation load）是指由突变率增高而使群体的适合度下降的现象。由于许多环境污染因素可以提高突变频率，又由于突变而来的基因大部分为隐性有害基因，如为隐性致死基因，在群体中能以杂合子状态保留许多世代；若是非致死基因，保留的世代更长，因此会造成有害基因的累加，提高遗传负荷。分离负荷（segregation load）是指适合度较高的杂合子由于基因分离而产生适合度低的纯合子，从而降低群体适合度的现象。

## 五、近亲婚配

医学遗传学通常将 3 ～ 4 代内有共同祖先的一些个体称近亲。近亲个体之间的婚配称近亲婚配。我国常见近亲婚配的形式，有表亲结婚、从表亲结婚、隔山表亲结婚、隔山从表亲结婚等。

（一）亲缘系数与近交系数

（1）亲缘系数：

亲缘系数是指两个个体在一定基因位点上具有共同祖先的同一等位基因的概率。一般用 $r$ 来表示。亲缘系数的计算公式为：

$$r = m \times \left(\frac{1}{2}\right)^{(n_1+n_2)}$$

其中 $m$ 表示近亲个体所具有的共同祖先的个数，例如表兄妹有两个共同祖先，$m = 2$；隔山表兄妹有一个共同祖先，$m = 1$；$n_1$、$n_2$ 分别表示共同祖先将其基因传给近亲的两个个体的传递步骤。

通常将 $r = 1/2$ 的个体称一级亲属，例如亲子或同胞；$r = 1/4$ 的个体称二级亲属，例如一个个体与他叔、姑、舅或姨；$r = 1/8$ 的个体称三级亲属，例如表兄妹、堂兄妹等。

亲缘系数可用来判断近亲个体的亲属程度，另外，如果知道遗传病的群体发病率，还可以利用亲缘系数来估算近亲婚配后代的复发风险。假如其常染色体隐性遗传病的发病率为 $q^2$，致病基因频率为 $q$，则群体中携带者频率约为 $2pq \approx 2q$，那么近亲婚配后代的该隐性遗传病的发病风险为 $2q \times r \times \frac{1}{2} \times \frac{1}{2}$，而随机婚配后代的发病风险为 $q^2$。

（2）近交系数：

近交系数是指一个个体接受在血缘上相同即是由同一祖先的一个等位基因复制出来的两等位基因的概率，一般用 $F$ 来表示。

亲缘系数可被用来估算近亲婚配后代的复发风险，近交系数则可相对准确地计算后代的发病风险。近婚程度及其遗传效应通常用近交系数来度量。

（二）近交系数的计算

1．常染色体基因近交系数的计算：$F_S = m \times (\frac{1}{2})^{n-1}$。其中 $m$ 表示近亲个体所具有的共同祖先的个数；$n$ 表示某共同祖先将某等位基因传给个体 $S$ 使之纯合所需的步骤。例如表兄妹婚配：后代有两个共同祖先 $P_1$ 和 $P_2$，$m = 2$，其中一共同祖先 $P_1$ 把基因 $A_1$ 传给 $S$ 形成 $A_1A_1$ 需要经过 6 个步骤，$n = 6$。所以 $FS = m \times (\frac{1}{2})^{n-1} = 2 \times (\frac{1}{2})^{6-1} = (\frac{1}{2})^4 = 1/16$。

2．X 连锁基因的近交系数的计算

计算时应注意以下几个问题：①由于女性有两条 X 染色体，可以从共同祖先得到血缘上相同的两等位基因，近婚对女儿有影响；而男性只有一条 X 染色体，不存在基因纯合的问题，所以 X 连锁基因的近交系数只计算所生女儿的 $F$ 值；②男性的 X 连锁基因一定传给女儿，即传递概率为 100% 或 1，所以在计算基因传递步骤数时，可以不计算父亲向女儿的传递；③如果基因的传递路线中出现男性到男性的传递，这条路线被中断；④共同女祖先有两个 X 连锁基因，在近亲婚配的女儿中可形成两种类型的纯合子，而共同男祖先有一个 X 连锁基因，在近亲婚配的女儿中只形成一种类型的纯合子。

所以 X 连锁基因近交系数的计算公式为：$F = 2(\frac{1}{2})^n + (\frac{1}{2})^m$。$n$ 为共同女祖先的某等位基因传给个体 $S$ 使之纯合所需的步骤；$m$ 为共同男祖先的该等位基因传给个体 $S$ 使之纯合所需的步骤。

（三）近交效应

由于近亲个体可能带有共同祖先传递下来的同一基因，他们婚配后，后代基因纯合的概率增高。近亲婚配的危害主要来自隐性等位基因的纯合性。

设一常染色体隐性等位基因 a 频率为 $q$，近亲个体婚配一代的近交系数为 $F$，则其后代患病（aa）的概率为：$q^2(1-F)+qF$

而在一个处于 Hardy-Weinberg 平衡的随机婚配群体中，隐性遗传病患者的频率为 $q^2$，那么近亲婚配与随机婚配后代患病的概率的比例为：

$$\frac{q^2(1-F)+qF}{q^2} = 1-F+\frac{F}{q} = 1+\frac{1-q}{q}F$$

隐性致病基因频率 $q$ 越小，该比值越大，即近亲婚配后代发病风险比随机婚配提高得越多。因此，为了提高民族的遗传素质，许多国家包括我国的婚姻法明确规定，禁止近亲结婚。

# 应试习题

## 一、名词解释题

1．群体 population
2．基因库 gene pool
3．基因频率 gene frequency
4．基因型频率 genotype frequency
5．适合度 fitness
6．选择系数 selective coefficient
7．选择放松 relaxation of selection
8．迁移 migration
9．遗传漂变 genetic drift
10．遗传负荷 genetic load
11．亲缘系数 coefficient of relationship
12．近婚系数 inbreeding coefficient

## 二、填空题

1．一个群体中某一基因型的个体占群体中全部个体的比率称________，同一基因座位所有基因型频率之和应该等于________。

2．群体中某基因位点上的某等位基因的频率等于该等位基因相应的频率________加上________的频率。

3．遗传平衡群体的基因频率和基因型频率之间的关系可用公式表示为：________。

4．已知群体中基因型 AA、Aa 和 aa 的频率分别为 80%，16% 和 4%，则基因 A、a 的频率分别为________、________。

5．假如群体中有 10 000 人，其中 AA 为 5000 人，Aa 为 2000 人，aa 为 3000 人，该群体的 AA、Aa 和 aa 三种基因型的频率分别为________、________、________。随机交配一代后，上述三种基因型的频率分别为________、________、________。

6．从群体调查结果知道一个群体中白化病 AR 的发病率为 1/10 000，则致病基因及其携带者的频率分别为________、________。

7．若已知一个群体中某常染色体隐性遗传病 AR 的发病率为 1/100，假设该群体为遗传平衡的群体，则携带者（Aa）在该群体中占正常个体（AA 和 Aa）的比例为________。

8．在遗传平衡的群体中，对于一对常染色体等位基因 A、a 的频率分别为 p 和 q，则其对应的三种基因型 AA、Aa 和 aa 的频率分别为________、________、________。对于一对 X 连锁等位基因 $X^A$ 和 $X^a$ 的频率分别为 p 和 q，则女性群体中三种基因型 $X^AX^A$、$X^AX^a$ 和 $X^aX^a$ 的频率分别为________、________、________；男性群体中 $X^AY$ 和 $X^aY$ 的频率分别为________、________。

9．对于一个随机交配的群体，影响其遗传平衡主要因素有________、________、________、________。

10．适合度是指在一定的环境条件下，某基因型的个体能够生存并将其基因传给下一代的相对能力，可用相同环境中不同个体的________来衡量。

11．选择系数 s 是指在选择作用下降低的适合度 *f*，二者的关系可用公式表示为________。

12．选择对常染色体隐致病基因的作用效果是________的；而对常染色体显性致病基因的作用效果是________的。

13．对于隐性基因遗传病，人群中该病的发病率不高，但________却相当多。

14．对于常染色体显性遗传病，由于选择作用的影响，因此每代的回复突变率 $V$ 至少为________时，才能使群体保持平衡。

15．对于 X 连锁显性遗传病，设该基因座位对应的等位基因 $X^A$ 和 $X^a$ 的频率分别为 $p$ 和 $q$，女性群体的发病率为________，男性群体的发病率为________。

16．对于 X 连锁隐性遗传病，设该基因座位对应的等位基因 $X^A$ 和 $X^a$ 的频率分别为 $p$ 和 $q$，女性群体的发病率为________，男性群体的发病率为________。

17．对于 X 连锁隐性遗传病，男女患者的发病比例为________。女性群体的致病基因主要由________携带，其频率近似于男性发病率的________。

18．对于 X 连锁显性遗传病，群体中女性患者约为男性患者的________。

19．红绿色盲（XR）的男性发病率为 0.06，则女性发病率为________。

20．选择放松会造成致病基因频率逐代增加，其中选择放松会使显性致病基因的频率变化________，而使隐性致病基因变化________。

21．遗传负荷一般用群体中每个个体平均带有的有害基因的数量来表示，它的来源主要包括________和________。

22．迁居所引起的基因频率改变的大小与迁移率呈正相关，因此造成了人类的基因频率呈________分布。

23．________一般是指发生在小群体里的等位基因的随机变化。

24．医学遗传学通常将________代内有共同祖先的一些个体称近亲。我国常见近亲婚配的形式，有________、________、________、________等。近婚程度及其遗传效应通常用________来度量。

25．对于常染色体基因，表兄妹、堂兄妹之间的亲缘系数 $r$ 等于________。

26．对于常染色体基因，表兄妹、堂兄妹之间的近婚系数 $F$ 等于________。

27．近亲婚配的危害主要来自隐性等位基因的________。

28．群体中隐性致病基因频率 $q$ 越________，近亲婚配后代发病风险比随机婚配提高得越多。

## 三、选择题

### A 型题

1．基因频率是指

A．一个群体中某个基因位点上所有基因的数量占该群体全部基因数量的比率

B．一个群体中某类等位基因的数量占该群体全部基因数量的比率

C．一个群体中某类等位基因的数量占该基因位点上全部等位基因的比率

D．一个群体中某类等位基因的数量占该群体含有该基因的所有个体数量的比率

E．一个群体中某类等位基因的数量占该群体全部个体数量的比率

2．基因型频率是指

A．一个群体中某一基因型与群体中全部基因型类型的比率

B．一个群体中某个基因位点上所有基因型的类型占该群体全部基因型类型的比率

C．一个群体中某一基因型的个体占该基因位点所有基因型类型的比率
D．一个群体中某一基因型的个体占群体中全部基因型类型的比率
E．一个群体中某一基因型的个体占群体中全部个体的比率

3．一个群体经随机交配一代后，代代相传，保持不变的是
A．基因频率
B．基因型频率
C．表现型频率
D．A+B
E．A+C

4．在任一群体中，基因频率和基因型频率的关系为
A．知道群体的基因型频率就可求出基因频率
B．知道群体的基因频率就可求出基因型频率
C．知道群体的基因型频率不一定就可求出基因频率
D．群体的基因型频率与基因频率可以相互换算
E．基因频率和基因型频率呈负相关

5．已知群体中基因型 AA、Aa 和 aa 的频率分别为 40%，50% 和 10%，则基因 a 的频率为
A．0.65
B．0.45
C．0.35
D．0.30
E．0.25

6．下列哪个群体为平衡群体
A．AA 50；Aa 250；aa 50
B．AA 50；Aa 200；aa 50
C．AA 25；Aa 100；aa 25
D．AA 50；Aa 100；aa 50
E．AA 50；Aa 150；aa 50

7．在一个遗传平衡群体中，如果某一性状的隐性表型（aa）的频率是 0.0009，杂合子 Aa 的频率是
A．0.0009
B．0.0006
C．0.06
D．0.03
E．0.0003

8．在一个遗传平衡群体中，如果某一遗传病（XR）的男性发病率为 0.02，则女性发病的概率为
A．0.02
B．0.04
C．0.0004
D．0.0002
E．0.004

9．对于性连锁基因，群体要达到平衡状态需要随机交配的世代数为
A．一代
B．两代
C．几代
D．无数代
E．许多代

10．在遗传平衡群体中，对于性连锁基因
A．雌雄两性的基因频率相同，同一表现型的个体在雌雄性中的比例却不同
B．雌雄两性的基因频率相同，同一表现型的个体在雌雄性中的比例也相同
C．雌雄两性的基因频率不同，同一表现型的个体在雌雄性中的比例也不同
D．雌雄两性的基因频率不同，同一表现型的个体在雌雄性中的比例却相同
E．雌雄两性的基因型频率相同，而基因频率在雌雄性中的比例却不同

11．在一个遗传平衡群体中，如果某一

遗传病（XR）的致病基因的频率为0.07，则男、女发病率分别为
A．0.07；0.0049
B．0.0049；0.0049
C．0.07；0.07
D．0.0049；0.07
E．0.07；0

12．在一定环境条件下，正反两个方向突变达到平衡，基因频率不再变化即群体达到平衡状态，这时平衡状态下的基因频率的大小取决于
A．正向突变率 $u$
B．负向突变率 $v$
C．正反向突变率 $u$ 和 $v$
D．初始频率 $p_0$ 和 $q_0$
E．基因型频率

13．某群体中A突变为a的频率 $u$ 为 $24\times10^{-6}$，a突变为A的频率 $v$ 为 $16\times10^{-6}$，则平衡时a基因的频率为
A．0.67
B．0.33
C．0.4
D．0.6
E．不能确定

14．选择对常染色体显性基因和隐性基因的作用效果
A．对显性等位基因的选择有效，而对隐性等位基因的选择无效
B．对显性等位基因的选择无效，而对隐性等位基因的选择有效
C．同样有效
D．对显性基因作用迅速而对隐性基因的作用缓慢
E．对显性基因和隐性基因的作用都是缓慢的

15．在一个遗传平衡的群体中，设某常染色体显性遗传病的致病基因的频率为p，选择系数为 $s$，那么这个群体中控制该病的致病基因的突变率为
A．$1/3sq$
B．$s$p
C．$sq^2$
D．$sq$
E．$s$p$^2$

16．在一个遗传平衡的群体中，设某X连锁隐性遗传病的致病基因的频率为 $q$，选择系数为 $s$，那么这个群体中控制该病的致病基因的突变率为
A．$1/3sq$
B．$s$p
C．$sq^2$
D．$sq$
E．$s$p$^2$

17．选择放松对显性致病基因和隐性致病基因的频率的影响为
A．使显性致病基因的频率升高，而使隐性等位基因的频率降低
B．使隐性等位基因的频率升高，而使显性致病基因的频率降低
C．使二者的频率都升高
D．使二者的频率都降低
E．不能确定

18．三级亲属的亲缘系数为
A．1/2
B．1/4
C．1/8
D．1/16
E．1/32

19．对于常染色体基因，叔与侄女婚配后代的近交系数为
A．1/2
B．1/4
C．1/8
D．1/16
E．1/32

**B 型题**

A．基因频率
B．基因型频率
C．表现型频率
D．基因频率和基因型频率
E．基因型频率和表现型频率

1．要定量表示群体的遗传组成，即要定量群体的
2．知道群体基因型频率，可求出
3．在遗传平衡的群体内，代代相传，保持不变的是

A．0.000001
B．0.000002
C．0.001
D．0.002
E．0.02

4．若一个遗传平衡群体中，a 基因的频率是 0.001，杂合子 Aa 的频率是
5．在上述群体中，群体发病率为
6．若一个遗传平衡群体中，aa 的频率是 0.0001，杂合子 Aa 的频率是

A．0.006
B．0.000009
C．0.003
D．0.000006
E．0.009

7．对于 X 连锁隐性遗传病，在一个遗传平衡群体中，若男性发病率为 0.003，则女性发病率为
8．在上述群体中，女性携带者的频率为
9．对于 X 连锁显性遗传病，在一个遗传平衡群体中，若男性发病率为 0.000003，则女性发病率为

A．几乎均为男性患者
B．几乎均为女性患者
C．女性患者约是男性患者的 2 倍
D．男性患者约是女性患者的 2 倍
E．男女患者比例约为 1 ∶ 1

10．对于一种罕见的 X 连锁隐性遗传病，群体中男女患者的比例为
11．对于 X 连锁显性遗传病，群体中男女患者的比例为
12．对于常染色体遗传病，群体中男女患者的比例为

A．AA
B．AA 和 Aa
C．Aa 和 aa
D．Aa
E．aa

13．当选择对常染色体显性基因作用时，被选择的个体为
14．当选择对常染色体隐性基因作用时，被选择的个体为
15．当选择对常染色体显性基因作用时，适合度为 1 的个体为
16．当选择对常染色体隐性基因作用时，适合度为 1 的个体为

A．1/2
B．1/4
C．1/8
D．1/16
E．1/32

17．对于常染色体基因，表兄妹婚配后代的近交系数为
18．对于常染色体基因，隔山表兄妹婚配后代的近交系数为
19．叔与侄女的亲缘系数为
20．同胞之间的亲缘系数为

**X 型题**

1．群体遗传结构是指群体的
A．基因频率
B．基因型频率
C．表现型频率

D．所有基因组成
E．所有基因型组成

2．影响群体遗传平衡的因素主要有
A．群体大小
B．突变
C．选择
D．迁移
E．遗传漂变

3．对于一种罕见的 X 连锁隐性遗传病，群体中
A．患者几乎均为男性
B．患者几乎均为女性
C．女性携带者约是男性患者的 2 倍
D．男性患者约是女性患者的 2 倍
E．女性患者约是男性患者的 2 倍

4．对于一种罕见的 X 连锁显性遗传病，群体中
A．患者几乎均为男性
B．患者几乎均为女性
C．男性患者病情较重
D．男性患者约是女性患者的 2 倍
E．女性患者约是男性患者的 2 倍

5．群体遗传平衡定律适用于
A．常染色体上的一对等位基因
B．常染色体上的复等位基因
C．X 连锁基因
D．仅为常染色体基因
E．仅为一对等位基因

6．当正反两个方向突变达到平衡时，群体的基因频率的大小取决于
A．正向突变率 $u$
B．负向突变率 $v$
C．初始基因频率
D．初始基因型频率
E．初始表现型频率

7．选择作用对不同基因的影响效果不同，它对
A．常染色体显性基因的作用相对迅速
B．常染色体显性基因的作用相对缓慢
C．常染色体隐性基因的作用相对迅速
D．常染色体隐性基因的作用相对缓慢
E．常染色体显性基因和隐性基因的作用相同

8．选择对不同基因作用时，它所选择的对象不同
A．当对常染色体显性基因作用时，被选择的个体主要为 AA
B．当对常染色体显性基因作用时，被选择的个体为 AA 和 Aa
C．当对常染色体隐性基因作用时，被选择的个体为 aa
D．当对 X 连锁隐性基因作用时，被选择的个体主要为男性
E．当对 X 连锁显性基因作用时，被选择的个体主要为男性

9．亲缘系数为 1/4 的情况为
A．同胞
B．叔与侄女
C．表兄妹
D．姨与外甥
E．堂兄妹

10．近交系数为 1/16 的情况为
A．同胞
B．叔与侄女
C．表兄妹
D．姨与外甥
E．堂兄妹

## 四、问答题

1．在某一人群中，白化病的发病率约为 1/40 000，假定该群体为遗传平衡群体，求：

（1）该群体中携带者的频率；（2）该群体中携带者与患者的比例。

2．若经调查1000人的血型，得到决定ABO血型的三种等位基因$I^A$、$I^B$、I的频率$p$、$q$和$r$分别约为$p=0.27$，$q=0.06$，$r=0.67$，设该群体为Hardy-Weinberg平衡状态，O、A、B和AB表型的期望数分别为多少？

3．假设一个10 000人的群体中，各血型的人数如下：A型4500人，B型1300人，AB型600人，O型3600人。请计算该群体中$I^A$、$I^B$和I基因的频率。

4．设群体中某基因位点有三种等位基因$A_1$、$A_2$和$A_3$，频率是$p(A_1)=0.2$；$p(A_2)=0.3$；$p(A_3)=0.5$，试求随机交配的所有可能期望基因型的频率。

5．红绿色盲（XR）的男性发病率为0.07，试求在遗传平衡群体中女性的（1）携带者的概率？（2）红绿色盲的概率？（3）夫妻均为红绿色盲的概率？

6．某地区MN血型分布比例约为M：23.74%；N：26.58%；MN：49.68%。该地区有一青年血型为MN，其母为N，其父已故，求其父血型为M、N、MN型的概率。

7．对于AR遗传病家系，试求下列近亲婚配后代的近交系数。（1）表兄妹；（2）隔山表兄妹。

8．在一个遗传平衡的群体中，血友病A的男性发病率为十万分之八，适合度为0.25，求这个群体中控制该病的致病基因的突变率。

9．软骨营养障碍性侏儒由一显性基因控制，其适合度约为0.2，设在一个遗传平衡的群体中该病的发病率为1/2000，试估算该显性基因的突变率。

10．在某群体中，某常染色体隐性遗传病的发病率为1%，如果选择系数$s=1$，试问经过250年后（每一世代以25年计），其发病率为多少？

11．在隐性致死（$s=1$）的群体中，求致死等位基因从$q=0.01$减至0.005需要的世代数，对该基因选择的有效性如何？

12．某群体中苯丙酮尿症的发病率若为百万分之四，则如果该群体中一对二级亲属婚配，所生子女患病的概率为多少？

13．一个群体中，某遗传病（AR）的发病率为1/10000。求该群体中一对三级亲属结婚所生子女患该病的概率比正常人婚配时高多少倍？

14．在一随机交配群体中，某X连锁隐性性状在雌性中占12.96%，试求该隐性性状在雄性中期望占的百分数？

15．如果在某一达到平衡的群体中，血友病（XR）的频率是每5000个男性中有一个，问女性血友病患者的概率是多少？女性携带者的概率是多少？

16．在美国调查199 628人，发现有2名女性和6名男性患有苯丙酮尿症。如果在该人群中有表兄妹婚配，其所生子女患苯丙酮尿症的概率与正常随机婚配时所生患儿的概率是否一样，为什么？

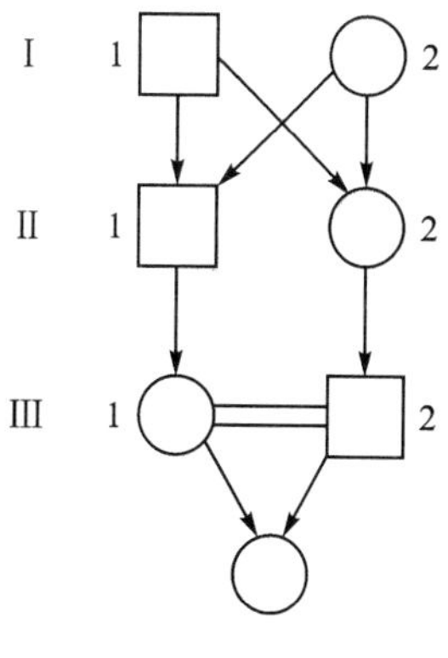


17．设在某一群体中，小儿黑矇性白痴（常染色体隐性）的致病基因的频率约为0.01。请问：（1）两个无亲缘关系的个体婚配产生一患儿的概率是多少？（2）如果表兄妹之间婚配，这种概率是增加还是减少？如果增加，那么是两个无亲缘关系的个体婚配的多少倍？

18．如右图所示，白化病的群体发病率为1/640 000，试求$Ⅲ_1$和$Ⅲ_2$后代的发病风险是随机婚配后代发病风险的多少倍？这说明什

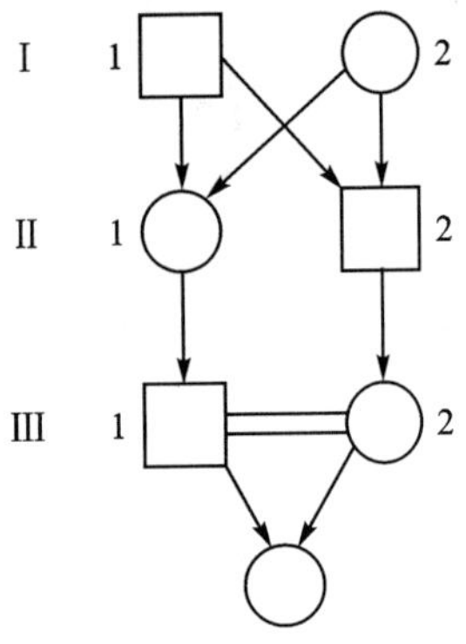


么问题？

19．如左图所示，某X连锁隐性遗传病的群体发病率为1/360 000，试求$Ⅲ_1$和$Ⅲ_2$后代的发病风险是随机婚配后代发病风险的多少倍？

20．在一个假定已达到Hardy-Weinberg平衡的人类群体中，由纯合隐性基因引起的黑尿病（常染色体隐性）的发病率是百万分之一。请问由下列情况产生有病后代的概率是多少？（1）两个无亲缘关系的人结婚；(2）一个患黑尿病的人和一个正常的与其无亲缘关系的人结婚；(3）一个正常人，他的父母是正常的，但有一个患黑尿病的同胞，与一正常的无亲缘关系的人结婚。

# 应试习题参考答案

## 一、名词解释

1．群体：在一定空间内，可以相互交配，并随着世代进行基因交换的许多同种个体的集群。在这样的群体中，基因的行为是以孟德尔定律为基础，因此又称为孟德尔群体。

2．基因库：一个群体内所包含的全部基因。

3．基因频率：是指一个群体中某类等位基因的数量占该基因位点上全部等位基因的比率。

4．基因型频率：是指一个群体中某一基因型的个体占群体中全部个体的比率。

5．适合度：一个个体能够生存并将其基因传给下一代的相对能力。

6．选择系数：在选择作用下降低了的适合度。

7．选择放松：由于选择压力降低，对有害基因不能进行严格淘汰，而使致病基因频率提高的现象。

8．迁移：一个群体的居民迁入另一群体并与后一群体婚配，于是发生了基因流动，称迁移。

9．遗传漂变：在小群体中，等位基因频率由于抽样误差引起的随机变化称随机遗传漂变（遗传漂变或漂变）。

10．遗传负荷：是指一个群体由于有害基因的存在，使群体适合度下降的现象。

11．亲缘系数：是指两个个体在一定基因位点上具有共同祖先的同一等位基因的概率。

12．近婚系数：是指一个个体接受在血缘上相同即由同一祖先的一个等位基因复制出来的两等位基因的概率。

## 二、填空题

1．基因型频率　1

2．纯合基因型　1/2 杂合基因型

3．$(p+q)^2=p^2+2pq+q^2$

4．0.88　0.12

5．0.50　0.20　0.30　0.36　0.48　0.16

6．0.01　0.0198 或 0.02

7．0.182 或 0.18

8．$p^2$　$2pq$　$q^2$　$p^2$　$2pq$　$q^2$　$p$　$q$

9．群体大小或遗传漂变　选择　突变　迁移

10．相对生育率

11．$s = 1-f$

12．缓慢　迅速

13．携带者

14．$\frac{1}{2}sH$

15．$p^2+2pq$　$p$

16．$q^2$　$q$

17．男性大大多于女性（或患者几乎均为男性）　杂合子（携带者）　2 倍

18．2 倍

19．0.0036

20．迅速　缓慢

21．突变负荷　分离负荷

22．地理梯度

23．遗传漂变

24．3 ～ 4　表亲结婚　从表亲结婚　隔山表亲结婚　隔山从表亲结婚　近交系数

25．1/8

26．1/16

27．纯合性

28．小

## 三、选择题

**A 型题**

1．C　2．E　3．D　4．A　5．C　6．D　7．C　8．C

9．C　10．A　11．A　12．C　13．D　14．D　15．B　16．A

17．C　18．C　19．C

**B 型题**

1．D　2．A　3．D　4．D　5．A　6．E　7．B　8．A

9．D　10．A　11．C　12．E　13．B　14．E　15．E　16．B

17．D　18．E　19．B　20．A

**X 型题**

1．AB　2．ABCDE　3．AC　4．CE　5．ABC　6．AB　7．AD

8．BCD　9．BD　10．CE

## 四、问答题

1．$q^2 = 1/40000$，$q = 1/200$，$p = 199/200$；

（1）携带者的频率：$2pq = 2 \times 199/200 \times 1/200 = 0.00995$；

（2）携带者与患者的比例：$2pq/ q^2 = 2p/q = 2 \times 199/200/$（$1/200$）$= 398$。

2．O 型：$1000 \times r^2 = 1000 \times 0.67^2 = 448.9 \approx 449$ 人；

A 型：$1000 \times (p^2+2pr) = 1000 \times (0.27^2+2 \times 0.27 \times 0.67) = 434.7 \approx 435$ 人；

B 型：$1000 \times (q^2+2qr) = 1000 \times (0.06^2+2 \times 0.06 \times 0.67) = 84$ 人；

AB 型：$1000 \times 2pq = 1000 \times 2 \times 0.27 \times 0.06 = 32.4 \approx 32$ 人。

3．$r = \mathrm{O} = \sqrt{360/1000} = 0.6$；

$p = 1-(q+r) = 1-\sqrt{(q+r)^2} = 1-\sqrt{q^2+r^2+2qr} = 1-\sqrt{\overline{\mathrm{B}}+\overline{\mathrm{O}}} = 1-\sqrt{(130+360)/1000}$
$= 1-0.7 = 0.3$；

$q = 1-\sqrt{\overline{\mathrm{A}}+\overline{\mathrm{O}}} = 1-\sqrt{(450+360)/1000} = 1-0.9 = 0.1$。

4．所有可能期望基因型的频率为：

$A_1A_1$，$p_1^2$（$A_1A_1$）$= 0.2^2 = 0.04$；

$A_2A_2$，$p_2^2$（$A_2A_2$）$= 0.3^2 = 0.09$；

$A_3A_3$，$p_3^2$（$A_3A_3$）$= 0.5^2 = 0.25$；

$A_1A_2$，$2p_1p_2$（$A_1A_2$）$= 2 \times 0.2 \times 0.3 = 0.12$；

$A_1A_3$，$2p_1p_3$（$A_1A_3$）$= 2 \times 0.2 \times 0.5 = 0.20$；

$A_2A_3$，$2p_2p_3$（$A_2A_3$）$= 2 \times 0.3 \times 0.5 = 0.30$。

5．（1）携带者的概率：$2 \times 0.07 = 0.14$；

（2）红绿色盲的概率：$0.07^2 = 0.0049$；

（3）夫妻均为红绿色盲的概率：$0.07 \times 0.07^2 = 0.07^3$

6．由儿子血型为 MN，其母为 N，其父的血型必然含 M 基因，只能为 M 型或 MN 型。在本地区 M 基因的概率为 23.74%+1/2 × 49.68% = 48.58%，所以其父血型：

M 型的概率为 23.74%/48.58% = 48.87%；

N 型的概率为 0；

MN 型的概率为 1/2 × 49.68%/48.58% = 51.13%。

7．（1）表兄妹，$F = 1/16$；

（2）隔山表兄妹 $F = 1/32$。

8．男性发病率 = 该致病基因的基因频率 $q = 0.00008$，$f = 0.25$　$s = 1-0.25 = 0.75$，突变率 $u = 1/3 \times Sq = 1/3 \times 0.75 \times 0.00008 = 20 \times 10^{-6}$。

9．由 $\mathrm{H} = 2pq = 1/2000$；$f = 0.2$，$s = 1-f = 0.8$，突变率 $v = 1/2s\mathrm{H} = 1/2 \times 0.8 \times 1/2000 = 200 \times 10^{-6}$。

10．由 $s = 1$ 时，$t = 1/q_t - 1/q_0$，而 $t = 250/25 = 10$，$q_0 = \sqrt{1/100} = 0.1$，$q_t = q_0/(1+tq_0) = 0.1/(1+10 \times 0.1) = 0.05$，经过 250 年后（每一世代以 25 年计），其发病率为 $q_t = 0.05$。

11．由 $s = 1$ 时，$t = 1/q_t - 1/q_0$，$q_0 = 0.01$，$q_t = 0.005$，$t = 1/q_t - 1/q_0 = 1/0.005 - 1/0.01 = 100$ 代，致死隐性等位基因从 $q = 0.01$ 减至 0.005 需要的世代数为 100。可见，对隐性等位基因的选择是非常缓慢的。

12．$q^2 = 4/1000000$，$q = 0.0002$，$2pq = 2 \times 0.9998 \times 0.0002 = 0.0004$，$r = 1/4$，二级亲属婚配，所生子女患病的概率为 $2pq \times 1/4 \times 1/4 = 0.000025$。

13．$q^2 = 1/10000$，$q = 0.01$，$2pq = 2 \times 0.99 \times 0.01 \approx 0.02$，$r = 1/8$，三级亲属婚配，所生子女患病的概率为 $2pq \times 1/8 \times 1/4 = 0.000625$。相当于正常人婚配时的倍数为 0.000625/

（1/10000）= 6.25 倍。

14．X 连锁隐性性状在雌性中占 12.96%，即 $q^2$ = 12.96/100，$q$ = 0.36，所以，该隐性性状在雄性中期望占的百分数为 $q$ = 36%。

15．男性发病率 = 该致病基因的基因频率 $q$ = 1/5000；

女性发病率 = $q^2$ =（1/5000）$^2$ = 1/25000000；

女性携带者的概率 = 2 × 男性发病率 = 2 × 1/5000 = 1/2500。

16．（1）不一样，约高 10 倍；(2) $q^2$ =（2+6）/199 628，$q$ = 0.0063；$p$ = 0.9937；$2pq$ = 0.0126 表兄妹子女发病率：0.0126 × 1/8 × 1/4 = 0.000394；正常人子女发病率：0.0126 × 0.0126 × 1/4 = 0.000040。

17．由已知 $q$ = 0.01，

（1）两个无亲缘关系的个体结婚产生患儿的概率 = 群体发病率 = $q^2$ = 0.0001；

（2）表兄妹之间婚配这种概率会增加。由 ［$q^2$（1–F）+$q$F］/ $q^2$ = 1–F+F/ $q$ = 1–1/16+1/16/（0.01）= 7.2。所以这种概率是两个无亲缘关系的个体结婚产生患儿的概率的 7.2 倍。

18．由 $q^2$ = 1/640000，$q$ = 1/800；F = 1/16，$\text{Ⅲ}_1$ 和 $\text{Ⅲ}_2$ 后代的发病风险是随机婚配后代发病风险的倍数为：［$q^2$（1–F）+$q$F］/ $q^2$ = 1-F+F/ $q$ = 1–1/16+1/16/（1/800）= 50.94。这个比率表明了近亲婚配的危害性，即可大大增加后代的发病风险。

19．由 $q^2$ = 1/360000，$q$ = 1/600；F = 1/8，$\text{Ⅲ}_1$ 和 $\text{Ⅲ}_2$ 后代的发病风险是随机婚配后代发病风险的倍数为：［$q^2$（1–F）+$q$F］/ $q^2$ = 1-F+F/ $q$ = 1–1/8+1/8/（1/600）= 75.88。

20．（1）两个无亲缘关系的个体结婚产生患儿的概率 = 群体发病率 = $q^2$ = 0.000001；

（2）由 $q$ = 0.001，$2pq$ = 2 × 0.999 × 0.001 = 0.002；一个患者其基因型为 aa 的概率为 1，群体中正常个体与 aa 个体产生患儿的基因型为 Aa 的概率为 $2pq$，这样基因型个体结婚（aa × Aa）产生患儿的概率为 1/2，所以 1 × 0.002 ×（1/2）= 0.001；

（3）一个正常人，他的父母是正常的，但有一个患黑尿病的同胞，可知其父母基因型均为 Aa，则该个体为 Aa（因当其为 AA 时不会产生患儿）的概率为 2/3；群体中正常个体且能与 Aa 个体产生患儿的基因型只能为 Aa 的概率为 $2pq$，这种基因型个体结婚（Aa × Aa）产生患儿的概率为 1/4，所以 2/3 × 0.002 ×（1/4）= 0.00033。

（宋书娟）

# 第九章　生化遗传病

## 思维导图

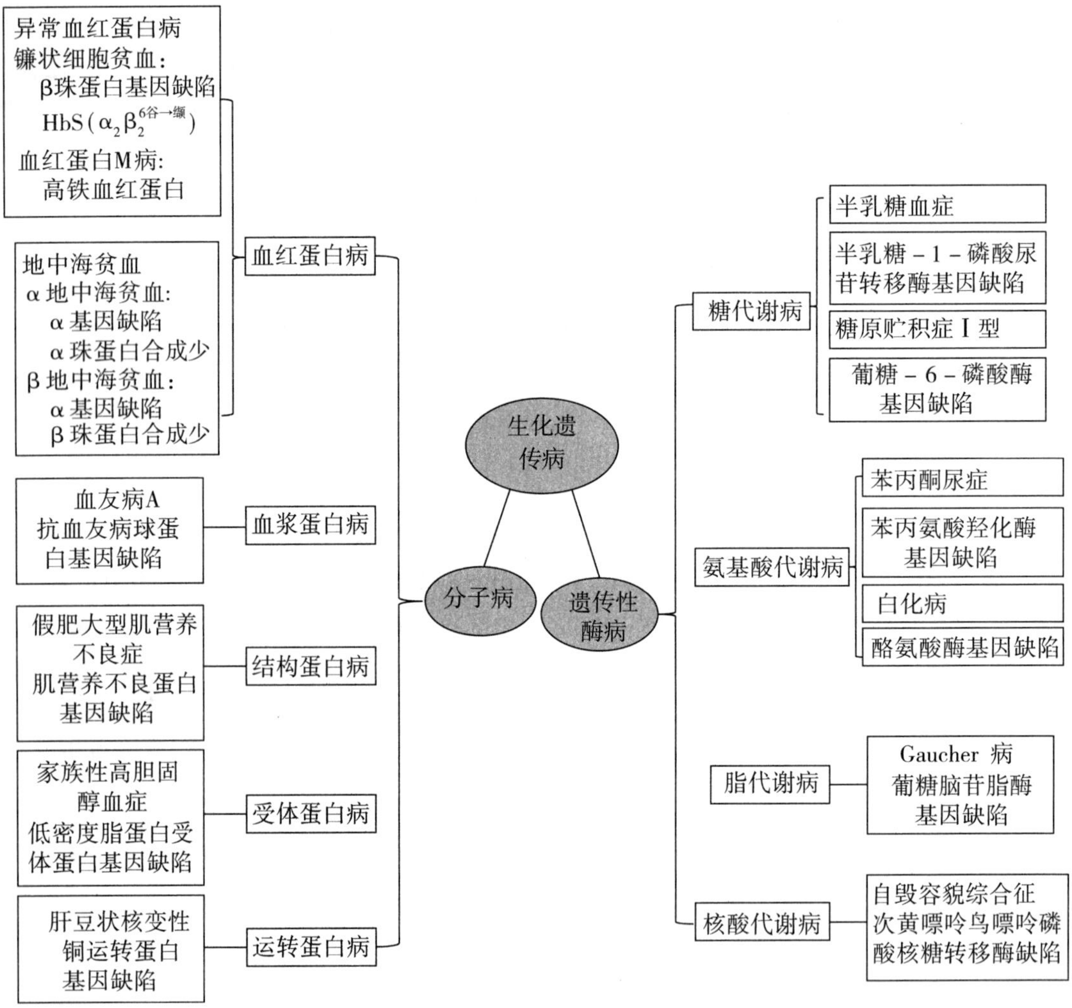

## 内容提要

生化遗传病是指基因突变导致蛋白质或酶异常所引起的疾病，包括分子病和遗传性酶病。

### 一、分子病

分子病（molecular disease）指基因突变造成蛋白质结构或合成量异常所引起的疾病。

（一）血红蛋白病

血红蛋白病（hemoglobinopathy）是指珠蛋白分子结构异常或合成量异常所引起的疾病。珠蛋白结构异常引起异常血红蛋白病，珠蛋白数目异常导致地中海贫血。

血红蛋白分子是由两对珠蛋白链组成的四聚体。其中一对是类 α 链（α 或 ζ），由 141 个氨基酸组成；另一对是类 β 链（ε、β、γ 或 δ），由 146 个氨基酸组成。上述类 α 链和类 β 链可组合成人类不同的血红蛋白。人类胎儿期血红蛋白主要是 HbF（$\alpha_2\gamma_2$），成人期主要是 HbA（$\alpha_2\beta_2$）。

人类 α 珠蛋白基因簇为 5′ ζ-ψζ-ψα-$\alpha_2$-$\alpha_1$ 3′，定位于 16p13，每条 16 号染色体有两个 α 基因。正常二倍体细胞有 4 个 α 基因。人类 β 珠蛋白基因族为 5′ ε-Gγ-Aγ-ψβ-δ-β 3′，位于 1lpl5，每条 11 号染色体只有一个 β 基因，二倍体细胞有两个 β 基因。

珠蛋白基因的表达与其他真核生物结构基因表达相似。先以 DNA 中该基因的反编码链作为模板链，按碱基互补原则转录出前 mRNA，后者再经剪接去掉内含子对应的序列，5′ 端戴“帽”（$m^7$Gppp），3′ 端加“尾”（polyA），最后从细胞核进入胞质，与核糖体结合，翻译出相应的珠蛋白链。各类珠蛋白链需各自结合一个血红素，并按特定方式聚合成四聚体，才有正常功能。

1．异常血红蛋白病

异常血红蛋白病（abnormal hemoglobin syndrome）是一类由于珠蛋白基因突变导致珠蛋白肽链结构发生异常的血红蛋白分子病。

（1）镰状细胞贫血：

人类正常红细胞为双凹圆盘形。镰状细胞贫血是由于患者的 β 珠蛋白基因突变，红细胞中血红蛋白的 β 珠蛋白链第 6 位谷氨酸被缬氨酸替代，形成 HbS（$\alpha_2\beta_2^{6\text{谷}\to\text{缬}}$）所致。其相应的密码子变化为 GAG → GTG。由于亲水的极性谷氨酸变成了疏水非极性的缬氨酸，使蛋白质分子溶解度下降。在氧分压低的毛细血管，溶解度低的 HbS 易聚合成凝胶化的棒状结构，使红细胞发生镰变，导致其变形能力降低，当它们通过狭窄的毛细血管时，易挤压破裂，引起溶血性贫血。另外，镰状细胞使血液黏度增加，易阻塞微循环，致使组织局部缺血缺氧，甚至坏死，产生剧痛。

HbS 杂合子（HbAHbS）个体既含正常的血红蛋白 HbA（$\alpha_2\beta_2$），也含镰状细胞血红蛋白 HbS（$\alpha_2\beta_2^S$），一般无临床症状，但在严重缺氧时（如高海拔地区）红细胞会部分镰变，呈现镰状细胞特征。HbS 纯合子（HbSHbS）个体不能合成正常的 β 链，血红蛋白组成只有 HbS（$\alpha_2\beta_2^S$），表现为镰状细胞贫血。

（2）血红蛋白 M 病：

血红蛋白M病是由于珠蛋白链与铁原子连接（$\alpha^{87组}$，$\beta^{92组}$）和作用（$\alpha^{58组}$，$\beta^{63组}$）的有关氨基酸发生替代，形成高铁血红蛋白（即血红蛋白M，HbM）所致。组织供氧不足致发绀。

2．地中海贫血

地中海贫血（thalassemia）（简称地贫）是指由于珠蛋白基因突变或缺失，使相应的珠蛋白合成障碍，类α链和类β链合成不平衡所引起的溶血性贫血。其中，类α链合成不足引起α地贫；类β链合成不足导致β地贫。

（1）α地中海贫血：

α地贫是由于α珠蛋白基因异常或缺失，使α珠蛋白合成受到抑制而引起的溶血性贫血。如果一条16号染色体上的两个α基因均缺失（- -），α链合成完全抑制，称$\alpha^{o}$地贫或α地贫$_1$；如果一条16号染色体上只缺一个α基因（-α），能部分合成α链，称$\alpha^{+}$地贫或α地贫$_2$。

由于正常二倍体细胞中4个α基因不同程度的缺失，会导致几种不同类型的α地贫。

①缺失一个α基因，导致静止型α地贫，没有明显的临床症状，基因型为（-α/αα）。

②缺失两个α基因，导致轻型α地贫，表现为轻度溶血性贫血。患者可能的基因型是（-α/-α）或（--/αα）。

③缺失三个α基因，导致HbH（$\beta_4$）病，表现为中度溶血性贫血。患者基因型可能是（--/-α），也可能是（$\alpha\alpha^{T}$/--）或（$\alpha\alpha^{CS}$/-α）。

④四个α基因全部缺失，导致HbBart's胎儿水肿综合征。患者不能合成α链，胎儿正常表达的γ链自身聚合成$\gamma_4$（HbBart's）。这种血红蛋白对氧亲和力极高，不易放出氧被组织利用，故组织严重缺氧，导致胎儿水肿致死。

（2）β地中海贫血：

β地中海贫血是由于β珠蛋白基因异常或缺失，使β珠蛋白合成受到抑制而导致的溶血性贫血。通常用$\beta^0$地贫表示一条11号染色体上的β基因失活或缺失，不能合成β链；用$\beta^+$地贫表示一条11号染色体上的β基因缺陷，但还能合成部分β链。

不同程度的β基因缺陷，造成β链合成量的差异，导致不同类型的β地中海贫血。

①重型β地中海贫血：

患者体内没有正常的β珠蛋白基因，故β链不能合成或合成量很少。结果“过剩”的α链可沉降在红细胞膜上，增加膜的脆性、降低膜的变形能力，使红细胞容易破裂，引起严重的溶血性贫血。患者可能的基因型是$\beta^0/\beta^0$、$\beta^+/\beta^+$、$\beta^0/\beta^+$或$\delta\beta^0/\delta\beta^0$等。

②轻型β地中海贫血：

患者通常带有一个正常的β基因$\beta^A$，所以能合成相当量的β链，表现为轻度的溶血性贫血。患者可能的基因型是$\beta^+/\beta^A$、$\beta^0/\beta^A$或$\delta\beta^0/\beta^A$等。

③中间型β地中海贫血：

病人的症状介于重型和轻型之间，基因型通常为$\beta^+$（高F）/$\beta^+$（高F）或$\beta^+/\delta\beta^+$，前者伴有HbF（$\alpha_2\gamma_2$）的明显增高。

④遗传性胎儿血红蛋白持续增多症：

患者的β、δ基因缺陷，γ基因却高度表达，使成人红细胞内的胎儿血红蛋白HbF（$\alpha_2\gamma_2$）异常持续增多，但无其他明显的临床症状。

（二）血红蛋白病的分子机制

异常血红蛋白病通常由基因突变引起，涉及置换突变、移码突变、整码突变和融合突变等等主要突变类型。地中海贫血分成突变型和缺失型两种类型，前者由基因突变引起，后者涉及基因缺失。

1．异常血红蛋白的分子机制

导致异常血红蛋白的基因突变主要发生在珠蛋白基因的编码区，结果使珠蛋白的氨基酸的种类和序列改变，进而引起功能异常。

（1）置换突变：

大多数异常血红蛋白因珠蛋白基因某个密码子发生单个碱基置换所致。

①错义突变：

某密码子发生碱基置换后变成编码另一种氨基酸的密码子。如 HbS（$\beta^{6GAG（谷）\rightarrow GTG（缬）}$）、HbE（$\beta^{26GAA（谷）\rightarrow AAA（赖）}$）。

②无义突变：

Hb Mckees-Rock 中，β 珠蛋白基因第 145 位密码子由正常编码酪氨酸的 TAT 变成了终止密码 TAA（T → A）（$^{\beta 145TAT（酪）\rightarrow TAA（终止）}$），结果，其 β 珠蛋白链缩短为 144 个氨基酸。

③终止密码突变：

Hb Constant spring 是由于 α 珠蛋白基因的第 142 位终止密码 TAA 变为 CAA（T → C），后者编码谷氨酰胺，所以，α 链合成完 141 个氨基酸时并不停止，继续合成到下一个终止密码（173 位）才终止，导致 α 珠蛋白链延长为 172 个氨基酸。

（2）移码突变：

Hb Wayne 中 α 珠蛋白基因的第 138 位密码子 TCC（编码丝氨酸）丢失一个 C，导致其后的 3′ 端碱基向 5′ 端依次位移，重新组合及编码，结果，原来 142 位终止密码变成可编码氨基酸的密码，肽链继续合成为 146 个氨基酸的异常 α 链。

（3）整码突变：

Hb Gum Hiu 的 β 链 91 ～ 95 位 5 个氨基酸缺失，而 Hb Grady 则是 α 链 116 位脯氨酸后嵌入 3 个氨基酸（苯丙 - 苏 - 脯）。前者由于 β 基因丢失了 5 个相应密码子，后者则由于 α 基因插入了 3 个相应密码子所致。密码子的缺失或插入与减数分裂中同源染色体的错误配对和不等交换有关。

（4）融合突变：

融合突变的实质是两种不同基因的局部片段的拼接。这种由两个不同基因的局部片段拼接而成的 DNA 片段称融合基因，它们可编码融合蛋白。例如 Hb Lepore 的类 β 珠蛋白链由 δ 链氨基端（N 端）的部分片段和 β 链羧基端（C 端）的部分片段融合而成，称 δβ 链，它由融合基因 δβ 编码；相反，Hb 反 -Lepore 的类 β 珠蛋白链为 βδ 链，其编码基因是 βδ。融合基因 δβ 和 βδ 的形成机制涉及减数分裂中同源染色体错误配对引发的不等交换。融合蛋白 δβ 链和 βδ 链若不含有关键的功能性氨基酸序列，将丧失类 β 珠蛋白链功能，导致异常血红蛋白病。

2．地中海贫血的分子机制

地中海贫血分成突变型和缺失型两大类型。突变型地贫由基因突变引起，某些突变型地贫的基因突变发生在基因中的编码序列，而另一些突变型地贫的基因突变则可能发生在基因 5′ 端转录调控序列、内含子剪接序列或 3′ 端多聚腺苷酸附加信号序列等非编码序列。

缺失型地贫由珠蛋白基因缺失所造成。α 地中海贫血中，已发现少量的突变型和较多的缺失型；而 β 地中海贫血则主要以突变型为主，仅发现十几种缺失型。

（1）转录调节序列突变：

基因的转录起点上游的转录调节序列发生突变后，会引起转录水平的异常，进而导致蛋白合成量异常。如 β 珠蛋白基因的 TATA 框突变（$\beta^{-28A\rightarrow G}$ 或 $\beta^{-29A\rightarrow G}$）后，β mRNA 的合成量仅为正常的 1/3，β 珠蛋白链合成减少，导致 $\beta^{+}$ 地贫。

（2）RNA 加工和修饰信号序列的突变：

珠蛋白基因转录的初始产物前 mRNA，需经过剪接、戴“帽”和加“尾”后才能形成功能性 mRNA。如果与上述过程有关的信号序列突变，便不能产生正常的 mRNA，使其编码的珠蛋白合成量异常而致地中海贫血。例如：β 珠蛋白基因中内含子和外显子接头的剪接信号 GT-AG，若 GT → AT 或 GT → TT 而影响正常剪接，均可导致 $\beta^{0}$ 地贫。β 基因 3′ 端多聚腺苷酸（尾巴）附加信号 AATAAA → AACAAA 后，影响“加尾”过程，降低了 mRNA 的稳定性，可导致 $\beta^{+}$ 地贫。α 珠蛋白基因中，也有因 AATAAA → AATAAG 而导致 $\alpha^{+}$ 地贫。

（3）编码序列突变：

编码序列突变后往往产生无功能的 mRNA 或降低了 mRNA 的稳定性，从而不能正常合成珠蛋白链，导致地中海贫血。例如，α 珠蛋白基因中，$\alpha^{34CTG（亮）\rightarrow CGG（精）}$ 可导致 $\alpha^{+}$ 地贫。β 珠蛋白基因中，$\beta^{17AAG（赖）\rightarrow TAG（终止）}$ 可引起 $\beta^{0}$ 地贫。

（4）基因缺失：

许多 α 地贫属于缺失型，它们是由于 α 珠蛋白基因缺失所致。α 基因的缺失可能一条 16 号染色体上的 $\alpha_1$ 和 $\alpha_2$ 所在片段的缺失，表现为 $\alpha^{0}$ (−−)；或只是其中一个 α 基因的缺失，即 $\alpha^{+}$（−α）。有时缺失只涉及 α 基因的部分关键片段，残余的 α 基因片段大多是无功能的。造成基因缺失的主要原因是减数分裂中，类 α 基因间发生错误配对和不等交换，结果一条 16 号染色体缺失了 α 基因，另一条 16 号染色体增加了 α 基因。不等交换后的两条 16 号染色体最终要分配到不同的配子，缺失了 α 基因的配子与另一种配子结合，会组合成不同基因型的个体。α 基因缺失的数目决定了该个体的临床表现属于哪种 α 地贫。

基因缺失引起的 β 地贫不多，现在发现的主要有 $\beta^{0}$、δβ、γδβ 地中海贫血以及遗传性胎儿血红蛋白持续增多症等。其中 δβ 地贫和 γδβ 地贫是由于类 β 珠蛋白基因簇缺失部分片段后，残余的类 β 基因片段拼接成融合基因所致。

（三）血友病

血友病（hemophilia）是一组凝血因子缺乏症，表现为遗传性的凝血障碍，主要分 A、B、C 三型，A 型最为常见，A、B 型属 XR 遗传方式，C 型属 AR 遗传方式。

1．血友病 A　又称皇家病或Ⅷ因子缺乏症，由抗血友病球蛋白（Ⅷ AHG）基因（Xq28）缺陷所致。

2．血友病 B　又称Ⅸ因子缺乏症，由血浆凝血活酶成分（PTC）基因（Xq27）缺陷引起。

3．血友病 C　又称Ⅺ因子缺乏症。由血浆凝血活酶前质（PTA）基因（15q11）缺陷所致。临床症状较 A、B 型轻。

（四）假肥大型肌营养不良症

假肥大型肌营养不良症（Duchenne muscular dystrophy，DMD）是由于肌营养不良蛋白基因（Xp21）缺陷所致。患者常于幼年发病，以进行性加重的肌萎缩和肌无力为主要临床特征。本病为 XR 遗传方式。

（五）家族性高胆固醇血症

家族性高胆固醇血症（familial hypercholesterolemia，FH）是由于低密度脂蛋白受体蛋白（LDLR）基因（19p13）缺陷所致。患者血浆中胆固醇、特别是低密度脂蛋白胆固醇（LDL-C）特异增多，可沉积在血管壁造成动脉粥样硬化，引发冠心病；沉积在皮肤和肌腱等组织，形成黄色瘤。

正常情况下，细胞可从血浆中的 LDL-C 获得胆固醇或自身合成胆固醇，以供生理需要。其中，血浆中的 LDL-C 通过与细胞膜上的受体（LDLR）结合而运转入细胞内，供细胞利用。胞内过剩的胆固醇会酯化成胆固醇酯而贮存。同时，积累的胆固醇会抑制细胞内胆固醇的自身合成，以协调细胞内的胆固醇水平。FH 患者的 LDLR 缺陷，一方面使 LDL-C 不易进入细胞而在血浆中积累；另一方面使细胞内胆固醇减少，解除了胆固醇合成的抑制作用，细胞内胆固醇合成增加，结果使胆固醇在血浆及组织细胞中积累而致病。本病为 AD 遗传方式，表现为不完全显性。

（六）肝豆状核变性（Wilson 病）

肝豆状核变性（hepatolenticular degeneration，HD）是由于细胞膜中铜转运蛋白（ATP7B）基因（13q14.3）缺陷所致。患者细胞中的铜不能及时清除，在组织中沉积引起毒性作用。铜在肝中沉积可引起肝细胞坏死，发展为肝硬化；铜在肾中沉积导致肾损害，出现氨基酸尿和蛋白尿；铜在脑组织沉积引起基底神经节豆状核变性和神经毒性反应；铜沉积在红细胞，可引发溶血性贫血。本病为常染色体隐性遗传（AR）。

## 二、遗传性酶病

遗传性酶病（hereditary enzymopathy）是指由于基因突变导致酶蛋白缺失或酶活性异常所引起的遗传性代谢紊乱，也称先天代谢缺陷。遗传性酶病大多表现为 AR 遗传方式。

（一）遗传性酶病的发病机制

人体正常代谢过程涉及许多代谢反应，它们相互联系并交织成网，许多反应需要酶的调节。如果基因突变引起酶缺乏或活性异常，便会影响相应的生化过程，引发连锁反应，打破正常平衡，造成代谢紊乱而致病。遗传性酶病具体有下列常见的发病机制。

1．代谢终产物缺乏　基因突变致酶活性降低或缺失，使其催化的代谢途径受阻，导致代谢终产物缺乏，如白化病等。

2．代谢中间产物积累　酶缺乏使代谢终产物堆积在体内，出现某某血症；或随尿排出，产生某某尿症。如半乳糖血症和尿黑酸尿症等。

3．代谢底物积累　当一系列生化反应可逆时，某步反应因酶异常而受阻，会导致代谢底物不能有效地变成产物而积累在血液或组织，引起贮积性疾病。如糖原贮积症、黏多糖贮积症等。

4．代谢副产物积累　某代谢反应因酶异常受阻后，前体物质积累而进入旁路代谢，产生副产物，造成危害。如苯丙酮尿症。

5．代谢产物增加　基因突变使酶蛋白结构变化，导致酶活性异常增高，酶促反应生成的产物增加，引起不良后果，如痛风。

6. 反馈抑制减弱　一些代谢过程，其代谢产物对整个反应过程有反馈抑制作用。相关酶的遗传缺陷，使该产物减少，可引起反馈调控失调，造成代谢紊乱。如自毁容貌综合征。

（二）苯丙酮尿症

典型的苯丙酮尿症（Phenylketonuria，PKU）是由于苯丙氨酸羟化酶（PAH）基因（12q24）缺陷，引起苯丙氨酸羟化酶遗传性缺乏所致。患者幼年就可表现出尿臭、弱智、白化等主要临床特征，本病为 AR 方式。

典型的 PKU 患者，由于 *PAH* 基因缺陷，导致肝内苯丙氨酸羟化酶缺乏，使苯丙氨酸不能转变成酪氨酸而在血清中积累。过量的苯丙氨酸进入旁路代谢，经转氨酶催化生成苯丙酮酸，再经氧化、脱羧产生苯乳酸、苯乙酸等异常旁路代谢产物。这些物质通过不同途径引起下列临床表现：①尿臭：旁路代谢副产物苯丙酮酸、苯乳酸、苯乙酸等有特殊臭味，并可随尿和汗液排出，使尿液呈鼠尿样腐臭味；②弱智：旁路产物通过抑制脑组织内有关酶，影响 γ- 氨基丁酸和 5- 羟色胺的生成，进而影响大脑的发育和功能，导致智力低下；③白化：旁路产物可抑制酪氨酸酶，使酪氨酸不能有效变成黑色素，使皮肤、毛发及视网膜黑色素较少而呈现白化现象。

非典型的苯丙酮尿症是由于二氢生物蝶呤还原酶缺陷，导致苯丙氨酸羟化酶辅助因子四氢生物蝶呤缺乏所致，病情较轻。

（三）白化病

典型白化病（Ⅰ型）是由于酪氨酸酶基因（11q14-q21）缺陷导致酪氨酸酶缺乏，使酪氨酸不能转变为黑色素前体，进而影响黑色素生成所致。

患者全身皮肤、毛发、眼睛缺乏黑色素，全身白化，终生不变。由于缺少黑色素，患者对光敏感，眼睛羞明怕光、眼球震颤，暴晒易诱发皮癌。本病属 AR 遗传方式。

（四）半乳糖血症

患者对乳糖不耐受。婴幼期哺乳后呕吐、腹泻，继而出现白内障、肝硬化、黄疸、腹水、智力发育不全等。

典型的半乳糖血症患者由于半乳糖 -1- 磷酸尿苷转移酶基因（9p13）缺陷，使该酶缺乏，导致半乳糖和半乳糖 -1- 磷酸在血中积累，部分随尿排出。半乳糖 -1- 磷酸在脑组织积累可引起智力障碍；在肝积累可引起肝损害甚至肝硬化；在肾积累可致肾功能损害而呈蛋白尿和氨基酸尿。半乳糖在醛糖还原酶作用下生成半乳糖醇，可使晶状体渗透压改变，使水分进入晶状体，影响晶状体代谢而致白内障。血中半乳糖升高会抑制糖原分解成葡萄糖，出现低血糖。本病为 AR 遗传方式。

（五）糖原贮积症

糖原贮积症（glycogen-storage disease，GSD）是一组由糖原合成和分解代谢相关酶的基因缺陷引起的疾病，主要累及肝或肌肉，也可伴有心、肾和神经系统损害。糖原贮积症目前可分为十几型，涉及不同的酶。不同类型糖原贮积症之间病因、病情和预后不同。

糖原贮积症Ⅰ型（Von Gierke 病）症状非常严重。患者葡糖 -6- 磷酸酶（G6P）基因缺陷，引起 G6P 缺乏，导致糖原分解代谢障碍，肝糖原贮积进一步引起肝、肾肿大伴低血糖，发育不良，表现为消瘦或身材矮小，常有出血倾向。本病呈常染色体隐性遗传（AR）。

（六）黏多糖贮积症

黏多糖贮积症（mucopolysaccharidosis，MPS）是特定的糖苷酶或硫酸酯酶遗传性缺乏，造成酸性黏多糖部分分解产物在各组织中贮积而致病。患者面容粗陋，骨骼畸形。有些人还可伴有智力障碍和肝、脾和心等器官损害。

黏多糖贮积症属于溶酶体贮积症，可分为 7 种类型。MPS Ⅱ -A 型为 X 连锁隐性遗传（XR），其他各型均为常染色体隐性遗传（AR）。

（七）脂类贮积症

患者体内脂类分解代谢中的特异性酶基因缺陷，导致相应的酶缺乏，引起相应脂类底物在内脏、脑部和血管中积累，使这些系统混乱而致病。

1．Gaucher 病　本病是由于患者体内葡糖脑苷脂酶基因（1q21）缺陷引起该酶缺乏所致。本病为常染色体隐性遗传（AR）。

2．Tay-Sachs 病　本病是由于患者体内的氨基己糖苷酶 A 基因（15q23-q24）缺陷，引起该酶缺乏所致。本病为常染色体隐性遗传（AR）。

（八）遗传性酶病的分类

遗传性酶病通常按代谢类型分成以下主要类型：

1．糖代谢病，如半乳糖血症、糖原贮积症、黏多糖贮积症等。

2．氨基酸代谢病，如苯丙酮尿症、白化病、精氨酸血症等。

3．脂代谢病，如黑矇性白痴、脑苷脂病等。

4．核酸代谢病，如自毁容貌综合征、痛风等。

5．卟啉代谢病，如急性间歇性卟啉病等。

6．金属代谢病，如肝豆状核变性等。

## 应试习题

### 一、名词解释

1．分子病 molecular disease

2．遗传性酶病 hereditary enzymopathy

3．血红蛋白病 hemoglobinopathy

4．异常血红蛋白病（异常血红蛋白综合征）abnormal hemoglobin syndrome

5．地中海贫血 thalassemia

6．血友病 hemophilia

### 二、填空题

1．血红蛋白病中，由于珠蛋白________异常引起的是异常血红蛋白病，由于珠蛋白________异常引起的是地中海贫血。

2．血红蛋白分子是由两条________和两条________珠蛋白链组成的四聚体，每条珠蛋白链各结合一个________。

3．人类胎儿期血红蛋白主要是 HbF，其分子组成是________，成人期主要是 HbA，其分子组成是________。

4．人类珠蛋白基因在基因簇中的排列顺序与它们在发育过程中的表达顺序相关，胚胎期是________端的基因先表达，成人期是________端的基因表达。

5．人类α珠蛋白基因簇定位于________，人类β珠蛋白基因簇定位于________。

6．镰状细胞贫血患者的血红蛋白是 HbS，其分子组成是________。

7．地中海贫血分成________地贫和________地贫两大类型。

8．α地中海贫血是由于________珠蛋白基因缺陷，导致________珠蛋白合成受到抑制，结果使________珠蛋白相对“过剩”所引起。

9．静止型α地贫患者缺失________个α珠蛋白基因，轻型α地贫患者缺失________个α珠蛋白基因。

10．HbH 病患者可能的基因型是________、________、________。

11．β地中海贫血是由于________珠蛋白基因缺陷，导致________珠蛋白合成受到抑制，结果使________珠蛋白相对“过剩”所引起。

12．地中海贫血分成突变型和缺失型两大类，其中α地贫以________多见，而β地贫以________为主。

13．血友病 A 是由于______球蛋白基因缺陷所引起，该蛋白基因定位于________。

14．假肥大型肌营养不良症（DMD）表现为________遗传方式，它是由于________蛋白遗传性缺陷所致。

15．家族性高胆固醇血症（FH）患者的________受体蛋白遗传性缺陷，该病属______遗传方式，表现为________。

16．肝豆状核变性（HD）是由于细胞膜中的________蛋白缺陷所致，该病表现为________遗传方式。

17．苯丙酮尿症患者肝细胞的________酶遗传性缺陷，该病的遗传方式为________。

18．白化病Ⅰ型患者缺乏________酶，该病为________遗传方式。

19．典型的半乳糖血症患者缺乏________酶，该病为________遗传方式。

20．糖原贮积症（GSD）Ⅰ型是由于________酶基因缺陷引起，该病呈________遗传方式。

21．黏多糖贮积症（MPS）中，MPSⅡ-A 型表现为________遗传方式。其他各型均为________遗传方式。

22．脂类贮积症中，Gaucher 病是由于患者________基因缺陷引起；Tay-Sachs 病是由于患者________基因缺陷所致。

## 三、选择题

**A 型题**

1．下列几个人类珠蛋白基因中，哪个不能表达出正常的珠蛋白

A．α

B．β

C．γ

D．ψβ

E．δ

2．镰状细胞贫血患者的血红蛋白是 HbS，其分子组成是

A．$\alpha_2\beta_2^{6\text{谷}\rightarrow\text{赖}}$

B．$\alpha_2\beta_2^{26\text{谷}\rightarrow\text{赖}}$

C．$\alpha_2\beta_2^{26\text{谷}\rightarrow\text{缬}}$

D．$\alpha_2\beta^{6\text{谷}\rightarrow\text{缬}}$

E．$\alpha_2\beta_2^{6\text{谷}\rightarrow\text{缬}}$

3．静止型 α 地中海贫血患者之间婚配，生出轻型 α 地贫患者的可能性是

A．0

B．1

C．1/2

D．1/4

E．1/8

4．HbH 病患者的可能基因型是

A．--/--

B．-α/-α

C．--/αα

D．-α/αα

E．$\alpha\alpha^{CS}$/--

5．轻型 β 地中海贫血患者的可能基因型是

A．$\beta^0/\beta^+$

B．$\delta\beta^0/\delta\beta^+$

C．$\beta^0/\beta^A$

D．$\beta^+/\beta^+$

E．$\beta^+$（高 F）/$\beta^+$（高 F）

6．正常人与重型 β 地中海贫血患者结婚，生出轻型 β 地贫患者的可能性是

A．0

B．1/8

C．1/4

D．1/2

E．1

7．引起镰状细胞贫血的 β 珠蛋白基因突变类型是

A．移码突变

B．错义突变

C．无义突变

D．整码突变

E．终止密码突变

8．人类 HbLepore 的类 β 珠蛋白链由 δβ 基因编码，该基因的形成机制是

A．碱基置换

B．碱基插入

C．密码子插入

D．染色体错误配对引发的不等交换

E．基因剪接

9．血友病 A 型和 B 型的遗传方式同是

A．AD

B．AR

C．XD

D．XR

E．Y 连锁

10．导致家族性高胆固醇血症的缺陷基因是

A．铜运转蛋白基因

B．肌营养不良蛋白基因

C．AHG 基因

D．低密度脂蛋白基因

E．低密度脂蛋白受体蛋白基因

11．白化病 I 型患者体内缺乏

A．苯丙氨酸羟化酶

B．半乳糖激酶

C．酪氨酸酶

D．精氨酸酶

E．葡糖 -6- 磷酸脱氢酶

12．苯丙酮尿症患者体内哪种物质异常增高

A．酪氨酸

B．5- 羟色胺

C．γ- 氨基丁酸

D．黑色素

E．苯丙酮酸

13．苯丙酮尿症患者体内缺乏

A．酪氨酸酶

B．精氨酸酶

C．半乳糖激酶

D．苯丙氨酸羟化酶

E．葡糖 -6- 磷酸酶

14．半乳糖血症 I 型患者体内缺乏

A．酪氨酸酶

B．葡糖 -6- 磷酸酶

C．苯丙氨酸羟化酶

D．半乳糖 -1- 磷酸尿苷转移酶
E．精氨酸酶

15．糖原贮积症Ⅰ型患者体内缺乏
A．精氨酸酶
B．苯丙氨酸羟化酶
C．葡糖 -6- 磷酸脱氢酶
D．半乳糖激酶
E．葡糖 -6- 磷酸酶

**B 型题**

A．$\alpha_2\beta_2$
B．$\alpha_2\gamma_2$
C．$\alpha_2\varepsilon_2$
D．$\alpha_2\delta_2$
E．$\zeta_2\varepsilon_2$

1．人类胎儿期红细胞中的主要血红蛋白是 HbF，其分子组成是
2．人类成人期红细胞中的主要血红蛋白是 HbA，其分子组成是

A．0
B．1
C．2
D．3
E．4

3．HbBart's 胎儿水肿综合征患者缺失 α 珠蛋白基因的数目是
4．静止型 α 地中海贫血患者缺失 α 珠蛋白基因的数目是
5．HbH 病患者缺失 α 珠蛋白基因的数目是
6．轻型 α 地中海贫血患者缺失 α 珠蛋白基因的数目是

A．0
B．1/8
C．1/4
D．1/2
E．1

7．正常人与 HbH 病患者结婚，生出轻型 α 地中海贫血患者的可能性是
8．正常人与轻型 α 地中海贫血患者（$-\alpha/-\alpha$）结婚，生出静止型 α 地贫患者的可能性是
9．静止型 α 地中海贫血患者之间结婚，生出轻型 α 地中海贫血患者的可能性是
10．静止型 α 地中海贫血患者与轻型 α 地中海贫血患者（$-\alpha/-\alpha$）结婚，生出轻型 α 地贫患者的可能性是

A．重型 β 地中海贫血
B．中间型 β 地中海贫血
C．轻型 β 地中海贫血
D．静止型地中海贫血
E．正常

11．基因型为 $\beta^0/\beta^+$ 的个体表现为
12．基因型为 $\beta^+$（高 F）/$\beta^+$（高 F）的个体表现为
13．基因型为 $\delta\beta^0/\beta^A$ 的个体表现为
14．重型 β 地中海贫血患者与正常人结婚其后代表现为

A．Ⅷ AHG 因子
B．Ⅷ VWF 因子
C．Ⅸ因子
D．Ⅹ 因子
E．Ⅺ因子

15．A 型血友病患者体内遗传性缺乏
16．B 型血友病患者体内遗传性缺乏
17．C 型血友病患者体内遗传性缺乏

A．代谢终产物缺乏
B．代谢中间产物积累
C．代谢底物积累
D．代谢产物增加
E．代谢副产物积累

18．痛风涉及的异常代谢表现为
19．白化病Ⅰ型有关的异常代谢表现为
20．苯丙酮尿症的发病机制是苯丙氨酸

羟化酶缺乏导致

21．糖原贮积症有关的代谢异常表现为

22．半乳糖血症与哪种代谢异常有关

**X 型题**

1．能表达出人类正常珠蛋白的基因是

A．$\alpha$

B．$\beta$

C．$\psi\beta$

D．$\gamma$

E．$\delta$

2．人类胚胎期的主要血红蛋白是

A．$\alpha_2\beta_2$

B．$\alpha_2\gamma_2$

C．$\alpha_2\delta_2$

D．$\alpha_2\varepsilon_2$

E．$\zeta_2\varepsilon_2$

3．轻型 α 地中海贫血患者的可能基因型是

A．--/--

B．-α/-α

C．-α/αα

D．--/αα

E．αα/αα

4．HbH 病患者的可能基因型是

A．--/--

B．--/-α

C．$\alpha\alpha^{T}$/--

D．-α/-α

E．$\alpha\alpha^{CS}$/--

5．重型 β 地中海贫血患者的可能基因型是

A．$\beta^0/\beta^+$

B．$\beta^0/\beta^A$

C．$\beta^0/\beta^0$

D．$\beta^+/\beta^A$

E．$\beta^A/\beta^A$

6．轻型 β 地中海贫血患者的可能基因型是

A．$\beta^0/\beta^+$

B．$\beta^0/\beta^A$

C．$\beta^0/\beta^0$

D．$\beta^+/\beta^A$

E．$\delta\beta^0/\beta^A$

7．镰状细胞贫血症患者的红细胞

A．形态正常

B．形态异常

C．变形能力增加

D．变形能力下降

E．易破裂

8．白化病Ⅰ型患者体内缺乏

A．精氨酸酶

B．精氨酸

C．酪氨酸酶

D．酪氨酸

E．黑色素

9．苯丙酮尿症患者的主要临床特征是

A．尿臭

B．尿黑

C．白化

D．白内障

E．弱智

10．直接造成苯丙酮尿症患者尿臭的物质是

A．苯丙氨酸

B．苯乙酸

C．苯丙酮酸

D．苯乳酸

E．酪氨酸

## 四、问答题

1．何谓血红蛋白病？它分几大类型？

2．以镰状细胞贫血症为例，阐述分子病的发病机制。

3．简述 Hb Bart’s 胎儿水肿综合征的分子机制。
4．试述重型 β 地中海贫血的分子机制及主要临床症状。
5．酶基因缺陷如何引起各种代谢紊乱并导致疾病？
6．典型苯丙酮尿症有哪些主要的临床特征？简述其分子机制。
7．简述半乳糖血症的临床特征及发病机制。
8．何谓血友病？试述不同类型血友病的遗传基础。
9．简述家族性高胆固醇血症的分子机制。
10．试述肝豆状核变性的分子机制。

# 应试习题参考答案

## 一、名词解释

1．分子病指基因突变造成蛋白质结构或合成量异常所引起的疾病。

2．遗传性酶病指由于基因突变导致酶蛋白缺失或酶活性异常所引起的遗传性代谢紊乱。

3．血红蛋白病是指基因缺陷导致珠蛋白分子结构异常或合成量异常所引起的遗传性血液病。

4．异常血红蛋白病又称异常血红蛋白综合征，是一类由于珠蛋白基因突变导致珠蛋白结构异常所引起的血红蛋白分子病。

5．地中海贫血是由于某种珠蛋白基因突变或缺失，使相应的珠蛋白链合成障碍，导致类 α 链和类 β 链合成不平衡所引起的溶血性贫血。

6．血友病是一组凝血因子缺乏症，表现为遗传性的凝血障碍。血友病包括 A、B、C 三型，其中血友病 A 较为常见。

## 二、填空题

1．结构　数目（合成量）
2．类 α　类 β　血红素
3．$\alpha_2\gamma_2$　$\alpha_2\beta_2$
4．5′　3′
5．16p13　11p15
6．$\alpha_2\beta_2^{6\,谷\rightarrow缬}$
7．α　β
8．α　α　β
9．1　2
10．--/-α　$\alpha\alpha^{T}$/--　$\alpha\alpha^{CS}$/--
11．β　β　α
12．缺失型　突变型
13．抗血友病　Xq28
14．X 连锁隐性（XR）　抗肌萎缩或肌营养不良

15．低密度脂蛋白　常染色体显性（AD）　不完全显性
16．铜转运　常染色体隐性（AR）
17．苯丙氨酸羟化　常染色体隐性遗传（AR）
18．酪氨酸　常染色体隐性遗传（AR）
19．半乳糖 -1- 磷酸尿苷转移　常染色体隐性（AR）
20．葡糖 -6- 磷酸　常染色体隐性（AR）
21．X 连锁隐性　常染色体隐性（AR）
22．葡糖脑苷脂酶　氨基己糖苷酶 A

## 三、选择题

**A 型题**

1．D　2．E　3．D　4．E　5．C　6．E　7．B　8．D
9．D　10．E　11．C　12．E　13．D　14．D　15．E

**B 型题**

1．B　2．A　3．E　4．B　5．D　6．C　7．D　8．E
9．C　10．D　11．A　12．B　13．C　14．C　15．A　16．C
17．E　18．D　19．A　20．E　21．C　22．B

**X 型题**

1．ABDE　2．DE　3．BD　4．BCE　5．AC　6．BDE　7．BDE
8．CE　9．ACE　10．BCD

## 四、问答题

1．血红蛋白病是基因缺陷导致珠蛋白分子结构异常或合成量异常所引起的遗传性血液病。血红蛋白病分成两大类型：①异常血红蛋白病。它是由于珠蛋白基因突变导致珠蛋白结构异常引起的血红蛋白分子病。珠蛋白结构异常可能发生在类 α 珠蛋白链，也可能发生在类 β 珠蛋白链。②地中海贫血。它是由于某种珠蛋白基因突变或缺失，使相应的珠蛋白合成障碍，导致类 α 珠蛋白链和类 β 珠蛋白链合成不平衡，进而引发的溶血性贫血。地中海贫血又分成 α 地中海贫血和 β 地中海贫血。

2．分子病通常由基因缺陷导致蛋白质分子结构或合成量异常所致。例如镰状细胞贫血症，它是因 β 珠蛋白基因突变所引起的一种疾病。患者 β 珠蛋白基因的第 6 位密码子由正常的 GAG 变成了 GTG（A → T），使其编码的 β 珠蛋白 N 端第 6 位氨基酸由正常亲水的谷氨酸变成了疏水的缬氨酸，形成 HbS（$\alpha_2\beta_2^{6\text{谷}\to\text{缬}}$）。这种血红蛋白分子表面电荷改变，出现一个疏水区域，导致其溶解度下降。在氧分压低的毛细血管，HbS 会聚合成凝胶化的棒状结构，使红细胞发生镰变，导致其变形能力降低。当它们通过狭窄的毛细血管时，易挤压破裂，引起溶血性贫血。此外，镰变细胞引起血液黏度增加，易引起毛细血管栓塞，致使组织局部缺血缺氧，甚至坏死，产生肌肉骨骼痛、腹痛等痛性危象。

3．该病发病于胎儿期。患儿的基因型为 $\alpha^0$ 地中海贫血的纯合子（--/--），即两条 16 号染色体上的 4 个 α 珠蛋白基因全都缺失或缺陷，不能合成 α 珠蛋白链，结果不能生成正常的胎儿血红蛋白 HbF（$\alpha_2\gamma_2$），而正常表达的 γ 珠蛋白链会自身形成四聚体 $\gamma_4$，称 HbBart's。四聚体 $\gamma_4$ 对氧的亲和力极高，在氧分压低的组织中也不易释放氧气，使组织严

重缺氧，引发胎儿水肿，可导致胎儿死亡。

4．重型 β 地中海贫血是由于 β 珠蛋白基因严重缺陷或缺失所引起。患者的基因型可能是 $\beta^0/\beta^0$、$\beta^0/\beta^+$、$\beta^+/\beta^+$ 或 $\delta\beta^0/\delta\beta^0$。其共同点是患者不能合成 β 珠蛋白链，或合成量很少。结果 α 珠蛋白链便大大“过剩”，它们可沉降到红细胞膜上，使膜的变形能力下降，脆性增加，挤压易破裂，进而引发严重的溶血反应，导致溶血性贫血。患儿出生以后几个月便可出现溶血反应。由于组织缺氧，促进红细胞生成素分泌，刺激骨髓增生，骨质受损变疏松，可出现鼻塌眼肿、上颌前突、头大额隆等特殊的“地中海贫血面容”。

5．人体正常代谢是由许多代谢反应交织成网而形成的平衡体系，每步反应需要酶的调节。如果酶基因缺陷会引起酶缺乏或活性异常，进而影响相应的生化过程，引发连锁反应，打破正常的平衡，造成代谢紊乱而致病。酶基因缺陷具体可引起下列代谢异常：①代谢终产物缺乏；②代谢中间产物积累；③代谢底物积累；④代谢副产物积累；⑤代谢产物增加；⑥反馈抑制减弱等。当这些代谢紊乱严重时，便表现为遗传性酶病。

6．典型的苯丙酮尿症（PKU）患者，幼年便可表现出尿（汗）臭、弱智、白化等主要临床特征。该病是由于患者体内苯丙氨酸羟化酶（PAH）基因缺陷，引起苯丙氨酸羟化酶遗传性缺乏所致。该病呈常染色体隐性遗传。PKU 患者，由于 *PAH* 基因缺陷，导致肝内苯丙氨酸羟化酶缺乏，使苯丙氨酸不能变成酪氨酸而在血清中积累。积累过量的苯丙氨酸进入旁路代谢，经转氨酶催化生成苯丙酮酸，再经氧化、脱羧产生苯乳酸、苯乙酸等旁路副产物。这些物质通过不同途径引起下列表型反应：①尿（汗）臭：旁路代谢副产物苯丙酮酸、苯乳酸和苯乙酸等有特殊臭味，并可随尿（汗）液排出，使尿（汗）液呈鼠尿样腐臭味；②弱智：旁路副产物通过抑制脑组织内有关酶，影响 γ- 氨基丁酸和 5- 羟色胺的生成，进而影响大脑发育及功能，导致智力低下；③白化：旁路副产物可抑制酪氨酸酶，使酪氨酸不能有效变成黑色素，使患者皮肤、毛发及视网膜黑色素较少而呈白化现象。本病为 AR 遗传方式。

7．半乳糖血症患者对乳糖不耐受。婴幼期哺乳后呕吐、腹泻，继而出现白内障、肝硬化、黄疸、腹水、智力发育不全等。

典型的半乳糖血症患者由于半乳糖 -1- 磷酸尿苷转移酶基因缺陷，使该酶缺乏，导致半乳糖和 1- 磷酸半乳糖在血中积累，部分随尿排出。1- 磷酸半乳糖在脑组织积累可引起智力障碍；在肝积累可引起肝损害，甚至肝硬化；在肾积累可致肾功能损害而呈蛋白尿和氨基酸尿。半乳糖在醛糖还原酶作用下生成半乳糖醇，可使晶状体渗透压改变，使水分进入晶状体，影响晶状体代谢而致白内障。血中半乳糖升高会抑制糖原分解成葡萄糖，出现低血糖。本病为 AR 遗传方式。

8．血友病是一组凝血因子缺乏症，表现为遗传性的凝血障碍，主要分 A、B、C 三型，A 型最为常见，A、B 型属 XR 遗传方式，C 型属 AR 遗传方式。

（1）血友病 A，又称皇家病或Ⅷ因子缺乏症，由抗血友病球蛋白（Ⅷ AHG）基因缺陷所致。

（2）血友病 B，又称Ⅸ因子缺乏症，由血浆凝血活酶成分（PTC）基因缺陷引起。

（3）血友病 C，又称Ⅺ因子缺乏症，由血浆凝血活酶前质（PTA）基因缺陷所致。临床症状较 A、B 型轻。

9．家族性高胆固醇血症（FH）是由于低密度脂蛋白受体蛋白（LDLR）基因缺陷所致。患者血浆中胆固醇、特别是低密度脂蛋白胆固醇特异增多，沉积在血管壁可造成动脉粥样硬化，引发冠心病，沉积在皮肤和肌腱等组织，形成黄色瘤。

正常情况下，细胞可从血浆中的低密度脂蛋白胆固醇（LDL-C）获得胆固醇或自身合成胆固醇，以供生理需要。血浆中的 LDL-C 通过与细胞膜上的受体（LDLR）结合而运转入细胞内，供细胞利用。胞内过剩的胆固醇会酯化成胆固醇酯而贮存。同时，积累的胆固醇会抑制细胞内胆固醇的自身合成，以协调细胞内的胆固醇水平。FH 患者的 LDLR 缺陷，一方面使 LDL-C 不易进入细胞而在血浆中积累；另一方面使细胞内胆固醇减少，解除了胆固醇合成的抑制作用，细胞内胆固醇合成增加，结果使胆固醇在血浆及组织细胞中积累而致病。本病为 AD 遗传方式，表现为不完全显性。

10．肝豆状核变性（HD）是由于细胞膜中铜转运蛋白（ATP7B）基因缺陷所致。患者细胞中的铜不能及时清除，在组织中沉积引起毒性作用。铜在肝中沉积可引起肝细胞坏死，发展为肝硬化；铜在肾沉积导致肾损害，出现氨基酸尿和蛋白尿；铜在脑组织沉积引起基底神经节豆状核变性和神经毒性反应；铜沉积在红细胞，可引发溶血性贫血。本病为常染色体隐性遗传（AR）。

（张　涛）

# 第十章　药物遗传学

## 思维导图

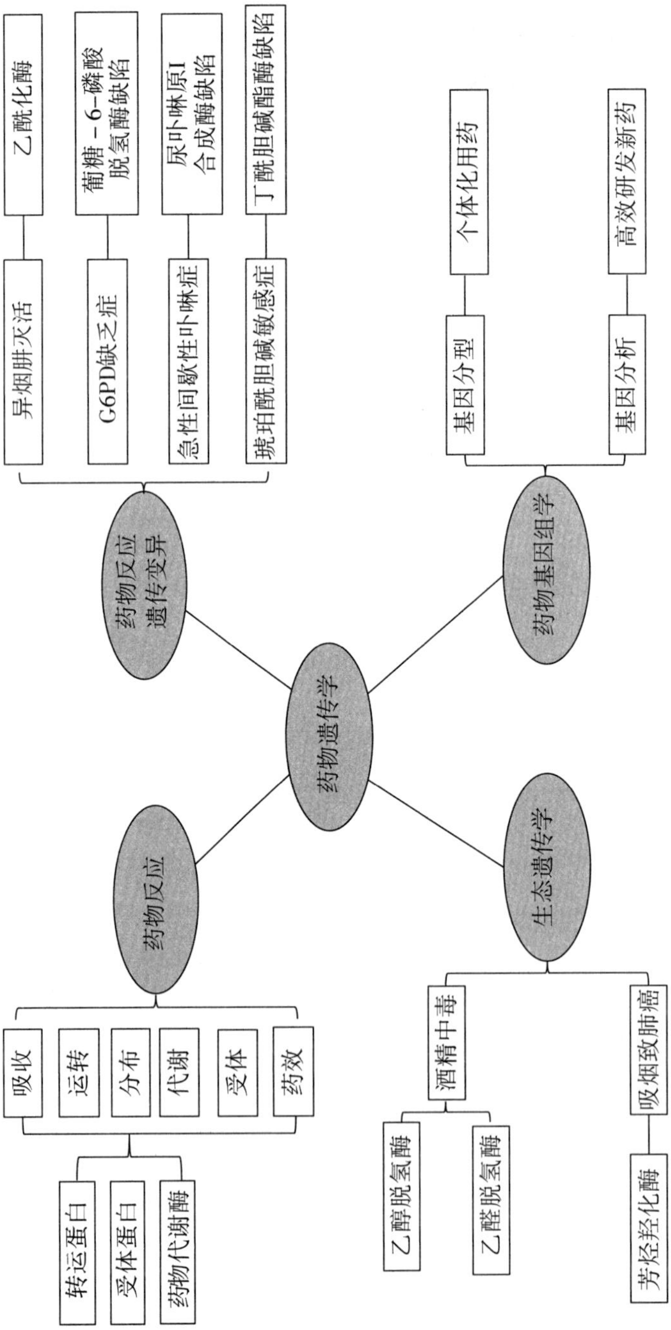

# 内容提要

## 一、药物遗传学

药物遗传学（pharmacogenetics）研究人体药物反应的遗传基础和生化本质，是药理学和遗传学相互结合的边缘学科。

（一）药物反应的遗传控制

药物反应涉及药物的摄取、吸收、运输、分布、与靶细胞受体作用而产生药效、再经生物转化或降解、排泄等过程。其中药物吸收借助膜蛋白运转、药物分布常借助于血清蛋白运输、药物作用依赖受体蛋白分子的协作，药物转化和降解需要酶的催化。如果决定这些蛋白或酶的基因发生突变或缺失，便会影响有关蛋白或酶的合成，进而影响相关的功能环节，导致药物反应异常。

（二）药物反应的多样性及其遗传基础

人群中药物反应的多样性主要由不同个体的遗传背景（基因型）所决定，同时受食物、其他药物等环境因素的影响。

1．葡萄糖 -6- 磷酸脱氢酶缺乏症

该病是由于葡萄糖 -6- 磷酸脱氢酶（G6PD）基因（Xq28）缺陷，致使 G6PD 缺乏所引起。患者平常无明显症状，但吃了蚕豆或一些药物（解热镇痛类、喹啉类、磺胺类等）后，出现血红蛋白尿、黄疸、贫血等急性溶血反应。

正常红细胞糖代谢中，G6PD 催化葡萄糖 -6- 磷酸脱氢并生成 NADPH（还原型辅酶Ⅱ）。后者递氢，使谷胱甘肽（GSSG）有效地转变成还原型谷胱甘肽（GSH）。足量的 GSH 可及时降解机体在氧化还原过程或氧化性药物作用下产生的 $H_2O_2$，消除其氧化作用。

G6PD 缺乏时，NADPH 减少，导致 GSH 不足。服用氧化性药物所产生的 $H_2O_2$ 会破坏 GSH 并积累。过多的 $H_2O_2$ 可氧化血红蛋白（Hb）表面 β 链上的半胱氨酸巯基，使 Hb 的 4 条肽链解聚，内部巯基暴露并被氧化，导致 Hb 变性，形成变性珠蛋白小体（Heinz 小体）。同时，$H_2O_2$ 还氧化红细胞膜上的蛋白和脂类，使红细胞膜变形能力下降而脆性增加，这种红细胞通过狭窄的毛细血管及肝、脾窦时，挤压易破裂，引发急性溶血反应。

本病又称蚕豆病，属 X 连锁的不完全显性遗传。

2．异烟肼灭活

异烟肼（雷米封）是一种抗结核药，通过乙酰化实现灭活。乙酰化酶活性高低决定其灭活的速度。该酶由常染色体上的一对基因控制。人群中存在着 RR、Rr、rr 不同基因型的个体，分别为快灭活者、中等速度灭活者和慢灭活者。异烟肼在他们体内的反应（疗效、副作用）各不相同。

如果每天服药，快、慢灭活者疗效一致；若每周服药 1 ～ 2 次，则快灭活者疗效较差。从毒副作用考虑，长期服用此药，慢灭活者易积累异烟肼，后者可灭活维生素 $B_6$，引起多发性神经炎，可加服维生素 $B_6$ 减轻此副作用。快灭活者由于乙酰化速度快，产生的乙酰化异烟肼在肝中进一步分解为异烟酸和乙酰肼，后者可损害肝，导致肝炎。因此，用药应注意因人而异的个体化原则。异烟肼慢灭活属于常染色体隐性遗传。

3．急性间歇性卟啉症

该病是由于尿卟啉原Ⅰ合成酶基因缺陷，导致该酶缺乏所引起。患者在缓解期无明显症状，但使用一些药物如巴比妥类、磺胺类、灰黄霉素、苯妥英钠、雌激素、乙醇等，会引起急性发作。表现为急性腹痛、呕吐、便秘、周围神经运动障碍（麻痹、肌无力）及精神异常（幻觉、焦虑、错乱），尿和粪中卟啉及其前体物增多。因此，患者应避免使用上述药物和饮酒等。本病属常染色体显性遗传方式。

4．琥珀酰胆碱敏感症

琥珀酰胆碱是一种肌肉松弛药，是外科手术中的一种麻醉辅助药。常规用药后，99%的病人骨骼肌松弛、呼吸肌麻痹、致呼吸暂停 2 ～ 3 分钟后便恢复正常，但个别病人呼吸停止时间长达 1 小时以上。严重可引起死亡。这种现象称为琥珀酰胆碱敏感。

琥珀酰胆碱敏感症是由于丁酰胆碱酯酶（BchE）基因缺陷引起该酶活性异常所致。

## 二、生态遗传学

生态遗传学（ecogenetics）是研究群体中不同基因型个体对各种环境因子的特殊反应方式和适应特点及其遗传基础的一门学科，是药物遗传学的一门分支学科。

（一）酒精中毒

人类对酒精的耐受性有种族和个体差异。

酒精在体内代谢过程主要分两步：第一步是乙醇在肝乙醇脱氢酶（ADH）作用下生成乙醛，乙醛刺激肾上腺素和去甲肾上腺素分泌，引起面部潮红、皮温升高、心率加快等症状。第二步是乙醛在乙醛脱氢酶（ALDH）变用下变成乙酸。

乙醇脱氢酶（ADH）是二聚体，具多态性：$ADH_2^1$（$\beta_1\beta_1$）酶活性低，$ADH_2^2$（$\beta_2\beta_2$）的酶活性高。

乙醛脱氢酶（ALDH）是四聚体，有两种同工酶：$ALDH_1$ 活性低，而 $ALDH_2$ 活性高。

人群中对酒精的敏感性：$ADH_2^2$ 及 $ALDH_1$ 者最敏感，$ADH_2^1$ 及 $ALDH_1$ 者次之，$ADH_2^1$ 及 $ALDH_2$ 者最不敏感。

（二）$\alpha_1$- 抗胰蛋白酶缺乏与慢性阻塞性肺疾患

正常人血清和各组织中都存在多种蛋白水解酶拮抗物，其中 $\alpha_1$- 抗胰蛋白酶（$\alpha_1$-AT）是活性最强的蛋白酶抑制物。$\alpha_1$-AT 基因定位于 14q32.1，具有高度遗传多态性，不同变异型对蛋白酶抑制活性不同。

群体中具有 ZZ 型 $\alpha_1$-AT 的人易患慢性阻塞性肺疾患，这是由于 ZZ 型 $\alpha_1$-AT 活性低，不能有效地抑制蛋白酶，当吸烟或其他原因刺激肺部时，肺中的巨噬细胞和中性粒细胞会大量释放弹性蛋白酶，分解肺泡弹性蛋白，使肺泡破坏、融合，呼吸面积减少，机体缺氧而致病。

（三）吸烟致肺癌

吸烟者是否易患肺癌与个体的遗传易感基因有关，香烟烟雾中含有致癌多环苯蒽化合物，但致癌性较弱。进入机体后，通过细胞微粒体中芳烃羟化酶（AHH）作用，可转变为高致癌活性的致癌氧化物而诱发癌症。此外，苯蒽化合物具有诱导 AHH 活性的作用，其诱导作用高低因人而异，受遗传因素影响。AHH 诱导活性高的人长期吸烟易患肺癌。

### 三、药物基因组学

药物基因组学（pharmacogenomics）以药物效应和安全性为目标，研究各种基因变异与药效和安全性的关系，利用基因组学的知识和技术，根据不同人群及个体的遗传特征来设计制造和使用药物，最终达到个体化治疗的目标。

## 应试习题

### 一、名词解释

1．特应性 idiosyncracy

2．药物遗传学 pharmacogenetics

3．生态遗传学 ecogenetics

4．药物基因组学 pharmacogenomics

### 二、填空题

1．个体对药物的特应性主要受________因素决定，同时也受________因素的影响。

2．药物遗传学是________和________相互结合的边缘学科。

3．药物反应的遗传基础涉及药物代谢相关________或________的基因。

4．异烟肼灭活有关的酶是________。

5．G6PD 缺乏症俗称________病，它由________酶遗传性缺陷所引起。

6．服用大量异烟肼后，异烟肼慢灭活者体内易积累________，引起________；而快灭活者体内易产生________，引发________。

7．应用异烟肼治疗时，应加服________，以消减神经损害。

8．急性间歇性卟啉症是由于患者肝和红细胞中________遗传性缺陷所致，该病呈________遗传方式。

9．琥珀酰胆碱敏感症涉及________基因。

10．酒精的体内代谢过程涉及________酶和________酶。

### 三、选择题

**A 型题**

1．葡萄糖 -6- 磷酸脱氢酶缺乏可影响一系列反应，会引起细胞中一些物质积累（↑）或减少（↓），其中合理的变化是

A．NADPH ↑

B．NADP ↓

C．GSH ↑

D．GSSG ↓

E．$H_2O_2$ ↑

2．可直接消除或减轻 $H_2O_2$ 对血红蛋白氧化作用的物质是

A．G6PD

B．NADP

C．NADPH

D．GSH

E．GSSG

3．葡萄糖 -6- 磷酸脱氢酶缺乏症的遗传方式是

A．AR
B．AD（不完全显性）
C．XR
D．XD（不完全显性）
E．Y 连锁

4．葡萄糖 -6- 磷酸脱氢酶缺乏症患者可放心食用
A．喹啉类抗疟药
B．磺胺药
C．阿司匹林等镇痛解热药
D．蚕豆
E．黄豆

5．异烟肼慢灭活者的基因型是
A．RR
B．Rr
C．rr
D．RR 或 Rr
E．Rr 和 rr

6．异烟肼慢灭活者长期服用异烟肼可引发神经炎，应该加服
A．维生素 A
B．维生素 $B_1$
C．维生素 $B_6$
D．维生素 C
E．维生素 E

7．异烟肼快灭活者长期服用异烟肼时易发生
A．神经炎
B．胃炎
C．肺炎
D．肝炎
E．脑炎

8．急性间歇性卟啉症患者可放心使用的药物是
A．磺胺类药物
B．巴比妥类药物
C．乙醇
D．阿司匹林
E．雌激素

9．下面哪种类型的个体最耐受酒精
A．$ADH_2^1$ 及 $ALDH_1$ 者
B．$ADH_2^1$ 及 $ALDH_2$ 者
C．$ADH_2^2$ 及 $ALDH_1$ 者
D．$ADH_2^2$ 及 $ALDH_2$ 者
E．$ADH_2^1$ 及 $ALDH_2$ 缺陷者

10．吸烟致肺癌涉及的酶是
A．$\alpha_1$- 抗胰蛋白酶
B．乙醛脱氢酶
C．过氧化氢酶
D．芳烃羟化酶
E．丁酰胆碱酯酶

**B 型题**

A．乙酰化酶
B．葡萄糖 -6- 磷酸脱氢酶
C．尿卟啉原 I 合成酶
D．丁酰胆碱酯酶
E．芳烃羟化酶

1．“蚕豆病”涉及的酶是
2．异烟肼灭活涉及的酶是
3．吸烟致肺癌涉及的酶是
4．急性间歇性卟啉症涉及的酶是
5．决定琥珀酰胆碱敏感症涉及的酶是

A．AR
B．AD
C．XR
D．XD（不完全显性）
E．Y 连锁

6．“蚕豆病”的遗传方式是
7．急性间歇性卟啉症的遗传方式是
8．异烟肼慢灭活的遗传方式是

**X 型题**

1．葡萄糖 -6- 磷酸脱氢酶缺乏症患者避免食用
A．喹啉类抗疟药
B．磺胺药
C．阿司匹林等镇痛解热药
D．蚕豆

E．黄豆

2．G6PD 缺乏可导致哪些物质的合成减少

A．NADPH

B．NADP

C．GSH

D．GSSG

E．$H_2O_2$

3．急性间歇性卟啉症应避免使用哪些药物

A．巴比妥类

B．磺胺类

C．雌激素

D．过氧化氢

E．乙醇

4．酒精在体内的代谢涉及哪些酶

A．胆碱酯酶

B．乙酰化酶

C．乙醇脱氢酶

D．过氧化氢酶

E．乙醛脱氢酶

## 四、问答题

1．简述葡萄糖 -6- 磷酸脱氢酶缺乏症的主要临床症状及其分子机制。

2．以异烟肼灭活为例，简述药物反应的多样性及其遗传基础，应如何合理用药？

# 应试习题参考答案

## 一、名词解释

1．特应性指人类的不同个体由于基因型不同，药物反应存在个体差异。特应性受环境因素如食物、其他药物等的影响，但主要由遗传因素决定。

2．药物遗传学研究人体药物反应的遗传基础和生化本质，是药理学和遗传学相互结合的一门边缘学科。

3．生态遗传学是研究群体中不同基因型个体对各种环境因子的特殊反应方式和适应特点及其遗传基础的一门学科。

4．药物基因组学以药物效应和安全性为目标，研究各种基因变异与药效和安全性的关系，利用基因组学的知识和技术，根据不同人群及个体的遗传特征来设计制造和使用药物，最终达到个体化治疗的目标。

## 二、填空题

1．遗传　环境

2．药理学　遗传学

3．蛋白质　酶

4．乙酰化酶（N- 乙酰基转移酶）

5．蚕豆　葡萄糖 -6- 磷酸脱氢

6．异烟肼　多发性神经炎　异烟酸和乙酰肼　乙酰肼肝炎

7．维生素 $B_6$

8．尿卟啉原Ⅰ合成酶　常染色体显性
9．丁酰胆碱酯酶
10．乙醇脱氢　乙醛脱氢

## 三、选择题

**A 型题**

1．E　2．D　3．D　4．E　5．C　6．C　7．D　8．D
9．B　10．D

**B 型题**

1．B　2．A　3．E　4．C　5．D　6．D　7．B　8．A

**X 型题**

1．ABCD　2．AC　3．ABCE　4．CE

## 四、问答题

1．该病由于葡萄糖 -6- 磷酸脱氢酶（G6PD）基因缺陷，导致 G6PD 缺乏所引起。患者平时无明显症状，但吃了蚕豆或一些药物（解热镇痛类、喹啉类、磺胺类等）后，出现血红蛋白尿、黄疸、贫血等急性溶血反应。正常代谢中，G6PD 催化葡萄糖 -6- 磷酸脱氢并生成 NADPH（还原型辅酶Ⅱ）。后者使谷胱甘肽 GSSG 转变成还原型谷胱甘肽 GSH。足量的 GSH 可解除机体在氧化还原过程或氧化性药物作用下产生的 $H_2O_2$，消除其氧化作用。G6PD 缺乏时，NADPH 减少，导致 GSH 不足。服用氧化性药物所产生的 $H_2O_2$ 会破坏 GSH 并积累。过多的 $H_2O_2$ 可氧化血红蛋白（Hb），使其变性形成珠蛋白小体（Heinz 小体）。同时，$H_2O_2$ 还氧化红细胞膜上的蛋白和脂类，使红细胞膜变形能力下降而脆性增加，这种红细胞通过狭窄的毛细血管及肝、脾窦时，挤压易破裂，引发急性溶血反应。本病又称蚕豆病，属 X 连锁的不完全显性遗传。

2．人类的药物反应存在个体差异，这主要由不同个体的遗传背景（基因型）所决定。例如，抗结核药异烟肼可通过乙酰化而灭活，乙酰化酶活性高低决定其灭活的速度。人群中存在着 RR、Rr、rr 不同基因型的个体，乙酰化酶活性分别为高、中、低，所以，RR 型个体为快灭活者，Rr 型个体为中等速度灭活者，rr 型个体为慢灭活者，异烟肼在他们体内的反应（疗效、副作用）不尽相同。如果每天服药，快、慢灭活者疗效一致；若每周服药 1 ～ 2 次，则快灭活者疗效较差。从毒副作用考虑，长期服用此药，慢灭活者易积累异烟肼，后者灭活维生素 $B_6$，引起多发性神经炎。快灭活者由于乙酰化速度快，产生的乙酰化异烟肼在肝中进一步分解为异烟酸和乙酰肼，后者损害肝致肝炎。因此，服用异烟肼时应加服维生素 $B_6$，并注意掌握用药的个体化原则，尽量减少毒副作用而又达到治疗的目的。

（张　涛）

# 第十一章　肿瘤遗传学

## 思维导图

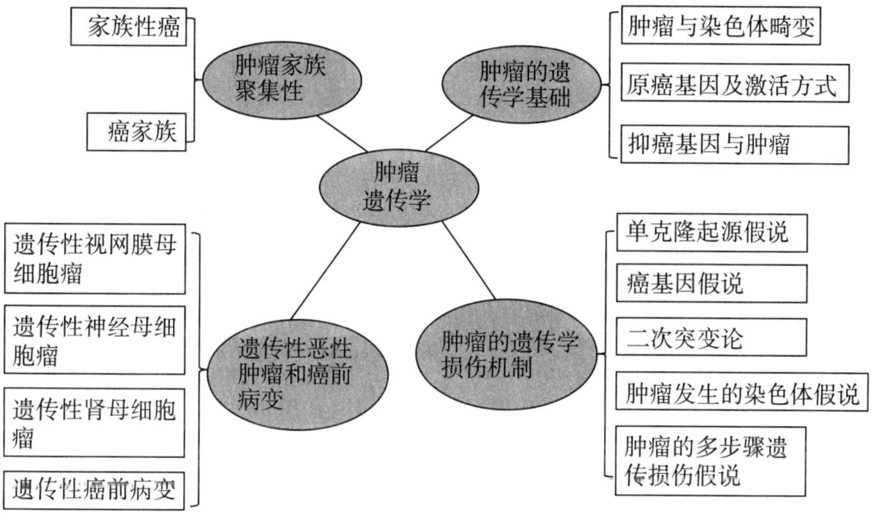


## 内容提要

### 一、肿瘤发生的种族差异与家族聚集现象

（一）肿瘤发生的种族差异

由于不同种族之间的遗传基础存在一定的差异，不同人种的高发性肿瘤不尽相同。如中国汉族人鼻咽癌发病率远高于其他民族；日本人则以松果体瘤多见；高加索人种则易患乳腺癌。肿瘤发生的这种种族差异并不会因不同民族的人混居或生活习惯、社会环境的改变而消失，说明遗传因素对肿瘤的发生有重要作用。

（二）肿瘤的家族聚集现象

肿瘤发生具有家族聚集现象。此现象主要体现在癌家族和家族性癌。

1．癌家族（cancer family）　癌家族是指一个家系中恶性肿瘤的发病率高、发病年龄早，且以各种腺癌居多。通常呈常染色体显性遗传。在 1913 年报道出来的 G 家族就是一个最好的例子。

2．家族性癌（familial carcinoma）　家族性癌是指一个家族内多个成员患同一种恶性肿瘤，这种恶性肿瘤就称为这个家族的家族性癌。

## 二、遗传性恶性肿瘤

一些恶性肿瘤也遵循孟德尔遗传规律传递，以常染色体显性方式遗传。

### （一）视网膜母细胞瘤（retinoblastoma）

视网膜母细胞瘤是发生于儿童中的一种恶性肿瘤。

视网膜母细胞瘤在临床上可分为遗传型和非遗传型两类。遗传型的特点为：发病年龄小，通常以双侧发病。非遗传型的特点与遗传型的不一致，发病年龄较大，通常以单侧发病为特点。遗传型视网膜母细胞瘤可见到家族史，其双亲之一为患者。若双亲正常，则双亲之一可能为携带者。在遗传方式上符合常染色体显性遗传。

部分视网膜母细胞瘤患者的细胞中可见到一条特异性结构畸变染色体，即 13 号染色体长臂一区四带缺失——del(13)(q14)。

分子水平的研究表明，位于 13q14 的视网膜母细胞瘤基因（RB）是一种抑癌基因。抑癌基因即对恶性肿瘤的发生具有抑制作用的基因。正常个体的基因型为（RBRB）。若一个基因发生突变，则基因型为（RBrb）。由于 RB 基因为显性基因，所以，杂合子仍有抑癌作用。只有当个体两个基因均发生突变或杂合性丢失，形成隐性基因的纯合子（rbrb）或半合子（rb）时，才失去抑癌作用，导致细胞恶性增生。因此，遗传型视网膜母细胞瘤患者的双亲之一为患者时，其基因型应为（rbrb/rb）。其后代从这一亲代遗传来一个隐性基因 rb，当他从另一亲本遗传来的那一个 RB 基因也发生突变或杂合性丢失时，肿瘤便发生了。若遗传型视网膜母细胞瘤患者的双亲均为正常人时，双亲之一的基因型应为（RBrb）。这样的个体由于携带了一个已经突变的基因，可将发生视网膜母细胞瘤的信息遗传给下一代，因此也被称为携带者。

### （二）神经母细胞瘤

神经母细胞瘤的基因定位于 1p36.2-1p36.1。遵循常染色体显性遗传。在临床上也分为遗传型和非遗传型两种。遗传型的特点为：发病年龄小，常有多发病灶。非遗传型的特点为：发病年龄较大，常为单发病灶。

### （三）肾母细胞瘤

肾母细胞瘤在临床上也分为遗传型和非遗传型两种。遗传型的特点是：发病年龄小，常为双侧发病。非遗传型的特点为：发病年龄较大，为单侧发病。在遗传方式上同样遵循常染色体显性遗传。在某些患者的细胞内有一条特异性结构畸变染色体——del(11)(p13)。在这个染色体区域存在着肾母细胞瘤基因（WT）。该基因属于抑癌基因。当两个基因均突变或缺失时，才会失去抑癌作用，导致细胞恶变。

归纳起来说，这些遗传性恶性肿瘤在临床上可以看到遗传型和非遗传型（散发型）两种分型。遗传型恶性肿瘤的特点是发病年龄早，通常为双侧发病或具有多发病灶；非遗传型的特点是发病年龄晚，常常为单发。遵循常染色体显性遗传方式。

## 三、肿瘤与遗传

（一）遗传性癌前病变

遗传性癌前病变是指病变部位后来可以发展为癌变部位。如：家族性结肠息肉（AD）癌变为结肠癌或直肠癌；基底细胞瘤（AD）癌变为黑色素瘤；神经纤维瘤（AD）癌变为纤维肉瘤、鳞状细胞癌和神经纤维肉瘤等。

（二）遗传缺陷

具有某一种遗传缺陷的个体易患某类癌症。如：先天愚型患者易患急性白血病；Bruton型无丙种球蛋白血症（XR）患者易患白血病和恶性淋巴瘤；AIDS（艾滋病）患者易患Kaposi 肉瘤等。

染色体结构不稳定可导致癌变。如：Bloom 综合征（AR）患者易发生染色体断裂和重排，可能导致白血病；Fanconi 贫血（先天性全血细胞减少症，AR）患者发生染色体自发断裂后可能导致鳞状上皮癌或白血病等。

## 四、肿瘤的遗传易感性

肿瘤的遗传易感性（genetic susceptibility）是指在一定的内外环境因素的影响下，由遗传基础决定的个体易患某种恶性肿瘤的倾向。现在发现人类的某些复杂疾病，如乳腺癌、胃癌、肝癌和肺癌等，在人群中均存在遗传易感性的差异。烟草对 AHH（芳烃羟化酶）活性的可诱导性因人而异，高诱导活性者患肺癌的风险是低诱导活性者的 76 倍。

## 五、肿瘤发生的遗传学基础

（一）染色体异常与肿瘤

大多数恶性肿瘤细胞中都存在着染色体的异常，包括染色体的数目异常和染色体的结构畸变。在整个肿瘤发展过程中，有的核型被逐渐淘汰，有的则逐渐形成了增殖优势。在恶性肿瘤细胞群的选择和演变过程中逐渐占据主导地位的细胞系称为干系（stem line）。干系的染色体数为众数（modal number）。除干系之外的那些细胞系就称为旁系（side line）。

肿瘤细胞内结构异常的染色体称为标记染色体（marker chromosome）。标记染色体可分为特异性和非特异性两类。特异性标记染色体指经常出现在同一类肿瘤细胞内的，对该肿瘤具有代表性的标记染色体，如 $Ph_1$ 染色体。$Ph_1$ 染色体又称为费城染色体，是慢性粒细胞性白血病的标记染色体。特异性标记染色体可以作为临床上的诊断指标。由于标记染色体常常先于症状前出现，所以对肿瘤的早期诊断具有相当的临床意义。

（二）癌基因

1．癌基因（oncogene）　指能引起细胞癌变的核苷酸序列，最早是在病毒的基因组中发现的。

2．原癌基因（protooncogene）　本是存在于人体细胞中的正常基因，是细胞生长分化等生命活动所不可缺少的基因，其本身并无致癌作用。但是这些基因如果被激活成为癌基因，进而导致细胞的恶性转化。癌基因作用于人体使细胞恶变是一个多阶段、多基因参与的过程。单纯一个癌基因不能够导致细胞恶变，至少需要两个以上的癌基因参与。

3．原癌基因的激活途径

（1）点突变：当原癌基因发生单个核苷酸突变时，如果导致相应区域编码的多肽链上的一个氨基酸发生改变，从而导致蛋白质的空间构型和生物功能发生改变。也就是说，癌基因发生点突变后，可能会产生异常的基因产物，或摆脱正常的调控而过度表达。这些突变通常涉及一些关键的蛋白调节区域。

（2）原癌基因的扩增：由于某种原因使得基因自身扩增而过度表达。如在肿瘤细胞中，*c-myc* 癌基因可扩增数百到数千倍。

（3）启动子的插入：假如原癌基因插入到一个强启动子的附近则有可能被高度活跃地表达而激活。如：*c-myc* 基因由 8 号染色体易位到 14 号染色体的免疫球蛋白重链基因附近。由于免疫球蛋白基因是一个相当活跃的基因，它有一个非常强大的启动子，因此，易位而来的 *c-myc* 基因的转录活性明显提高，产生更多的蛋白质，从而导致细胞恶变。

（4）染色体易位或重排：染色体易位后导致基因的重排或融合，产生的异常的蛋白质，导致细胞发生恶变。如：慢性粒细胞性白血病的 9 号和 22 号染色体之间的易位，形成了一个结构和功能都异常的融合基因，它所编码的异常蛋白会促使细胞恶变。 非洲儿童好发的肿瘤 Burkitt 淋巴瘤标记染色体是 t（8; 14）（q24; q32）。

（5）DAN 去甲基化：甲基化可维持 DNA 双螺旋结构。当 DNA 去甲基化时，DNA 解旋，使转录水平提高，基因表达增强，产生的过量的蛋白质也可能促使细胞恶变。

4．癌基因的分类　癌基因根据其功能和产物的不同，可分为以下四类：

（1）生长因子：通常细胞必须接受外源信号才能维持其正常的生长、分裂及分化，而大部分传递于细胞之间的信号都是生长因子。假如细胞不断地分泌生长因子，细胞就会向恶性细胞转化。

（2）生长因子受体：生长因子受体与生长因子结合后，其蛋白质酪氨酸激酶活性被激活，促使细胞发生一系列的反应，最终导致细胞恶变。

（3）信号传递因子：可分为两类，一类是与细胞膜相联系的，一类是位于细胞质中的。它们的基因产物大多为蛋白激酶（如酪氨酸激酶、丝氨酸 / 苏氨酸激酶），可以把 ATP 末端的磷酸基转移到其他蛋白质氨基酸的残基上，引起蛋白质功能的改变，从而影响细胞的生长和分化。

（4）核内癌基因（核内转录因子）：其产物是一类 DNA 结合蛋白，可调节某些基因的转录和 DNA 的复制。

（三）抑癌基因（tumor suppressor gene，TSG）

抑癌基因又称为抗癌基因（anti-oncogene）或肿瘤抑制基因，是正常细胞基因组中存在的抑制肿瘤形成的基因。TSG 又分为“看门基因”和“看守基因”。当一对抑癌基因均丢失或突变时，也就是说，当该基因隐性纯合时和呈半合子隐性时，两个抑癌基因均失去抑癌作用，细胞就会癌变，因此抑癌基因也称为隐性癌基因（recessive oncogene）。如 *RB* 基因。

肿瘤转移基因（metastasis gene）与肿瘤转移抑制基因（tumor metastasis suppressor gene）：肿瘤的转移是一个多阶段、连续发生的过程，在这一过程中有很多事件相继发生，这显然不是少数基因所能控制的，因此，肿瘤的转移是多基因协同作用的结果。目前认为肿瘤的转移过程与两类基因有关，即肿瘤转移基因与肿瘤转移抑制基因。肿瘤的转移是促进肿瘤转移基因的激活和抑制肿瘤转移基因的失活共同决定的。

（四）肿瘤发生发展的遗传学假说

1．单克隆起源假说　肿瘤细胞是由单个突变细胞增殖而来的，即肿瘤是突变细胞的单克隆增殖细胞群。可能在肿瘤产生之初，肿瘤相关基因突变累积导致单一细胞向肿瘤细胞转化（transformation），随后细胞增殖失去控制，导致恶性增生形成肿瘤。

2．癌基因假说　肿瘤的发生发展与体细胞中各种累积的遗传物质变异相关，包括染色体重排和癌基因的激活。癌基因是原癌基因的激活方式，而原癌基因是与细胞生长调控有关的基因。原癌基因一旦被激活，细胞生长增殖可能失去正常调控，导致恶性增生。

3．二次突变论　Knudson 的二次突变学说（two mutation theory）的主要论点是：一个正常细胞转化为恶性细胞，必须经历两次或两次以上的突变。第一次突变可能发生在生殖细胞或由双亲之一遗传而来，也可能发生在体细胞；第二次突变则均发生在体细胞。应用二次突变论很容易解释遗传性恶性肿瘤在临床上分为遗传型和非遗传型两型，以及各分型的临床特点的遗传机制。

遗传型恶性肿瘤在发生时所经受的两次突变，第一次发生在亲代的配子细胞或受精卵内，第二次突变发生在子代的体细胞。当亲代的配子细胞或受精卵内的遗传物质发生突变后，由此而来的子代个体全身所有的细胞均具有相同的突变。因此肿瘤发生部位细胞只要再经受一次突变就可能发展成为恶性细胞。故遗传型恶性肿瘤在临床上具有发病时间早，且多为多发病灶的特点。

非遗传型恶性肿瘤在发生时所经受的两次突变均在子代的体细胞中发生，也就是说，子代的肿瘤发生部位某一正常细胞需要连续经历两次或两次以上突变才能恶变为恶性肿瘤细胞，因此非遗传型恶性肿瘤在临床上具有发病时间较晚，且多为单发病灶的特点。

4．肿瘤发生的染色体假说　肿瘤发生的染色体假说认为肿瘤细胞来源于一种有染色体异常的缺陷细胞，染色体畸变是引起细胞恶性转化的主要原因。染色体异常包括染色体数目或结构畸变，这种畸变可能导致不同的分子事件发生，包括癌基因的激活、抑癌基因的失活、转录调节异常、扩增、缺失，并导致基因及相关区域的结构改变。比如慢性粒细胞白血病中的费城染色体。

5．肿瘤的多步骤遗传损伤假说　肿瘤的多步骤遗传损伤假说（multistep carcinogenesis）认为：恶性肿瘤的发生是一个多阶段逐步演变的过程，正常细胞通过一系列进行性的变异逐步形成恶性细胞，常涉及多个基因，包括癌基因的激活、抑癌基因的失活、细胞周期调节基因、细胞凋亡基因及维持基因组稳定的基因等。细胞的恶性变至少需要两种致癌基因的联合作用，每个基因的变异只完成其中的一步，多基因多步的变异最后导致细胞恶性变的全部过程。

# 应试习题

## 一、名词解释

1．癌家族 cancer family

2．家族性癌 familial carcinoma

3．癌基因 oncogene

4．原癌基因 proto-oncogene

5．标记染色体 marker chromosome
6．肿瘤抑制基因 tumor suppressor gene
7．干系 stem line
8．肿瘤转移抑制基因 tumor metastasis suppressor gene
9．肿瘤转移基因 tumor metastasis gene
10．二次突变论 two mutation theory

## 二、填空题

1．一个家族中有多个成员患同一种恶性肿瘤，则该肿瘤就称为该家族的________。
2．能引起细胞恶性转化的核苷酸序列称为________。
3．肿瘤细胞内结构异常的染色体称为________，可分为________和________两种。
4．________是指在一定的内外环境因素的影响下，由遗传基础决定的个体易患某种恶性肿瘤的倾向。
5．在一个恶性肿瘤的细胞群体中占据主导地位的细胞系称为________。
6．慢性粒细胞性白血病患者具有一种特异性的标记染色体，称为________。
7．原癌基因的激活途径有：________、________、________、________和________。
8．原癌基因按其产物功能可分为________、________、________和________四类。
9．当一对抑癌基因________时，细胞就会癌变。
10．肿瘤的转移表型既取决于________的激活，又取决于________的失活。
11．在一个正常细胞转化为恶性细胞的过程中，必须经过________的细胞突变。
12．遗传性恶性肿瘤在临床上按其发病特点分为________和________两型。
13．当一对________突变成为隐性纯合子时，细胞就会癌变。
14．根据二次突变学说，第二次突变发生在________细胞。
15．癌基因作用于人体使细胞恶变，至少要有________以上的癌基因共同作用。
16．根据二次突变学说，遗传型视网膜母细胞瘤患者细胞中的第一次突变发生在________。
17．视网膜母细胞瘤遗传型的临床特点为发病________，________侧发病。
18．根据二次突变学说，非遗传型视网膜母细胞瘤患者细胞中的第一次突变发生在________。
19．视网膜母细胞瘤非遗传型的临床特点为发病________，________侧发病。

## 三、选择题

**A 型题**

1．RB 基因是
A．原癌基因
B．癌基因
C．抑癌基因
D．肿瘤转移基因
E．肿瘤转移抑制基因

2．肿瘤发生的二次突变学说中，第二次突变发生在
A．精子
B．体细胞
C．卵细胞
D．原癌细胞
E．受精卵细胞

3．SIS 基因产物是一种

A．酪氨酸磷酸化蛋白激酶
B．生长因子
C．丝氨酸 / 苏氨酸蛋白激酶
D．核内转录因子
E．生长因子受体

4．MYC 基因产物是一种
A．生长因子
B．酪氨酸磷酸化蛋白激酶
C．丝氨酸 / 苏氨酸蛋白激酶
D．生长因子受体
E．核内转录因子

5．SRC 基因产物是一种
A．生长因子
B．酪氨酸磷酸化蛋白激酶
C．丝氨酸 / 苏氨酸蛋白激酶
D．生长因子受体
E．核内转录因子

6．慢性粒细胞性白血病的标记染色体是
A．t(9; 22)(q34; q11)
B．t(8; 14)(q24; q32)
C．del(1)(p36)
D．del(11)(p13)
E．del(13)(q14)

7．Burkitt 淋巴瘤的标记染色体是
A．t(9; 22)(q34; q11)
B．del(1)(p36)
C．del(11)(p13)
D．del(13)(q14)
E．t(8; 14)(q24; q32)

8．视网膜母细胞瘤的标记染色体是
A．t(9; 22)(q34; q11)
B．t(8; 14)(q24; q32)
C．del(1)(p36)
D．del(11)(p13)
E．del(13)(q14)

9．肾母细胞瘤的标记染色体是
A．t(9; 22)(q34; q11)
B．t(8; 14)(q24; q32)
C．del(1)(p36)
D. del(11)(p13)
E．del(13)(q14)

10．神经母细胞瘤的标记染色体是
A．t(9; 22)(q34; q11)
B．t(8; 14)(q24; q32)
C．del(1)(p36)
D．del(11)(p13)
E．del(13)(q14)

11．遗传型视网膜母细胞瘤的第二次突变发生在
A．体细胞
B．卵细胞
C．原癌细胞
D．精子
E．受精卵细胞

12．非遗传型视网膜母细胞瘤的第一次突变发生在
A．原癌细胞
B．卵细胞
C．体细胞
D．精子
E．受精卵细胞

13．遗传型肾母细胞瘤的临床特点是
A．发病晚，单侧发病
B．发病早，单侧发病
C．发病晚，双侧发病
D．发病早，双侧发病
E．发病晚，单侧或双侧发病

14．非遗传型肾母细胞瘤的临床特点是
A．发病早，单侧发病
B．发病晚，单侧发病
C．发病早，双侧发病
D．发病晚，双侧发病
E．发病早，单侧或双侧发病

15．视网膜母细胞瘤在遗传方式上符合
A．常染色体显性遗传
B．常染色体隐性遗传
C．X 连锁隐性遗传
D．X 连锁显性遗传
E．Y 连锁遗传

16．RB 基因处于下列哪种状态才能导致肿瘤的发生
A．显性纯合
B．杂合子
C．隐性纯合
D．显性纯合或杂合子
E．隐性纯合或杂合子

**B 型题**

A．显性纯合
B．隐性纯合
C．杂合子
D．显性纯合或杂合子
E．隐性纯合或杂合子

1．RB 基因处于哪种状态才能导致肿瘤的发生
2．抑癌基因在哪种状态下能起到抑制肿瘤发生的作用

A．亲代体细胞
B．癌细胞
C．原癌细胞
D．体细胞
E．卵子或精子

3．非遗传型视网膜母细胞瘤的第一次突变发生在
4．遗传型视网膜母细胞瘤的第一次突变发生在
5．非遗传型肾母细胞瘤的两次突变均发生在
6．肿瘤发生的二次突变学说中，第二次突变发生在

A．常染色体显性遗传
B．常染色体隐性遗传
C．X 连锁隐性遗传
D．X 连锁显性遗传
E．Y 连锁遗传

7．遗传型视网膜母细胞瘤的遗传方式符合
8．遗传型肾母细胞瘤的遗传方式符合
9．遗传型神经母细胞瘤的遗传方式符合
10．大多数肿瘤的遗传方式符合

A．发病早，单侧发病
B．发病晚，单侧发病
C．发病早，双侧发病
D．发病晚，双侧发病
E．发病有早有晚，单侧双侧都可发病

11．遗传型视网膜母细胞瘤的临床特点是
12．非遗传型视网膜母细胞瘤的临床特点是
13．遗传型肾母细胞瘤的临床特点是
14．非遗传型肾母细胞瘤的临床特点是

A．t(9; 22)(q34; q11)
B．t(8; 14)(q24; q32)
C．del(1)(p36)
D．del(11)(p13)
E．del(13)(q14)

15．慢性粒细胞性白血病的标记染色体是
16．Burkitt 淋巴瘤的标记染色体是
17．视网膜母细胞瘤的标记染色体是
18．肾母细胞瘤的标记染色体是
19. 神经母细胞瘤的标记染色体是

A．酪氨酸磷酸化蛋白激酶
B．丝氨酸 / 苏氨酸蛋白激酶
C．生长因子
D．生长因子受体
E．核内转录因子

20．SIS 基因产物是一种
21．SRC 基因产物是一种
22．MYC 基因产物是一种

**X 型题**

1．癌家族的主要特征包括
　A．发病年龄较小
　B．在遗传方式上符合常染色体显性遗传
　C．家族中多个成员在同一部位或不同器官的恶性肿瘤
　D．以腺癌的发生居多
　E．发病率较正常群体明显增高

2．遗传型视网膜母细胞瘤的第一次突变发生在
　A．体细胞
　B．卵细胞
　C．原癌细胞
　D．精子
　E．受精卵细胞

3．慢性粒细胞性白血病的标记染色体为
　A．费城染色体
　B．t(9; 22)(q34; q11)
　C．del(13)(q14)
　D．del(11)(p13)
　E．$Ph_1$ 染色体

4．原癌基因的激活途径包括
　A．点突变
　B．染色体重排
　C．原癌基因扩增
　D．启动子插入
　E．染色体易位

5．原癌基因按其产物的功能可分为如下几类
　A．生长因子
　B．生长因子受体
　C．信号传递因子
　D．核内转录因子
　E．蛋白酶

## 四、问答题

1．请说明遗传性恶性肿瘤在临床上的分型及各型的特点。
2．什么是标记染色体？在临床上有何意义？
3．简述原癌基因的几种激活途径。
4．癌基因按其产物和功能可分为几类？试述各类产物之功能。
5．什么是抑癌基因？有何作用？
6．染色体畸变在肿瘤发生中有何作用？

# 应试习题参考答案

## 一、名词解释

1．癌家族指一个家系中几代中多个成员发生同一器官或不同器官的恶性肿瘤，恶性肿瘤的发病率高、发病年龄早、通常呈常染色体显性遗传。

2．家族性癌是指一个家族中多个成员患有同一种恶性肿瘤，这种肿瘤就称为这个家族的家族性癌。

3．癌基因是指能引起细胞恶性转化的一段核苷酸序列。

4．原癌基因是存在于人体细胞中的正常基因，当它被激活后，就可以导致细胞恶性转化。

5．标记染色体是指某种结构异常的染色体经常地出现在某种肿瘤细胞内，则这种染色体就称为该肿瘤的标记染色体。

6．肿瘤抑制基因是人体基因组中存在的一类执行正常生理功能的基因，有抑制肿瘤形成的作用，当一对抑癌基因均突变或丢失时，才失去对肿瘤的抑制作用。

7．在一个恶性肿瘤细胞群体中占主导地位的细胞系称为该肿瘤的干系。

8．肿瘤转移抑制基因是指对肿瘤转移起抑制作用的基因。

9．肿瘤转移基因是指对肿瘤转移起促进作用的基因。

10．二次突变论是肿瘤发生学说的一种。它的中心论点是：恶性细胞均来自正常的细胞。一个正常细胞突变为恶性细胞的过程中至少要经历两次或两次以上的突变。

## 二、填空题

1．家族性癌
2．癌基因
3．标记染色体　特异性　非特异性
4．肿瘤的遗传易感性
5．干系
6．费城染色体
7．点突变　插入启动子　原癌基因扩增　染色体易位　DNA 去甲基化
8．生长因子　生长因子受体　信号传递因子　核内转录因子
9．都突变了或杂合性丢失
10．肿瘤转移基因　肿瘤转移抑制基因
11．两次或两次以上
12．遗传型　非遗传型
13．抑癌基因
14．体
15．两个
16．生殖细胞
17．年龄早　双
18．体细胞
19．年龄晚　单

## 三、选择题

**A 型题**

1．C　2．B　3．B　4．E　5．B　6．A　7．E　8．E
9．D　10．C　11．A　12．C　13．D　14．B　15．A　16．C

**B 型题**

1．B　2．D　3．D　4．E　5．D　6．D　7．A　8．A
9．A　10．A　11．C　12．B　13．C　14．B　15．A　16．B
17．E　18．D　19．C　20．C　21．A　22．E

**X 型题**

1．ABCD　　2．BDE　　3．ABE　　4．ABCDE　　5．ABCD

## 四、问答题

1．遗传性恶性肿瘤在临床上可分为两型：遗传型和非遗传型。遗传型的特点是：发病早，且多为双侧发病或多发病灶。非遗传型的特点是：发病晚，且多为单侧发病或单发病灶。

2．如果某种结构异常的染色体经常地出现在某种肿瘤细胞内，则这种染色体就称为该肿瘤的标记染色体。在临床上可以用来作为诊断的指标。又因为它常常出现于症状出现之前，所以还是肿瘤早期诊断的重要指标之一。

3．原癌基因是存在于人体细胞中的正常基因，当它被激活后，就可以导致细胞恶性转化。

原癌基因的激活方式有以下 5 种：点突变、原癌基因扩增、启动子的插入、染色体易位及 DNA 去甲基化。

当原癌基因发生单个核苷酸突变时，如果其编码的多肽链中对应的氨基酸也发生了改变，从而使相应蛋白质的一个氨基酸发生改变，导致蛋白质的空间构型和生物功能发生改变。也就是说，癌基因发生点突变后，可能会产生异常的基因产物，或摆脱正常的调控而过度表达。

由于某种原因使得原癌基因自身扩增而过度表达，同样是原癌基因激活的一个途径。如在肿瘤细胞中 *c-myc* 癌基因可扩增数百到数千倍。假如原癌基因插入到一个强大的启动子的附近则有可能被高度活跃地表达而激活。染色体易位后导致基因的重排或融合，产生的异常的蛋白质会使得细胞发生恶变。甲基化可维持 DNA 双螺旋结构。当 DNA 去甲基化时，DNA 解旋，使转录水平提高，产生的过量的蛋白质将促使细胞恶变。

4．癌基因按产物和功能可分为四类：

（1）生长因子：假如细胞不断地分泌生长因子，那么细胞就会向恶性细胞转化。

（2）生长因子受体与生长因子结合后，蛋白质酪氨酸激酶活性被激活，促使细胞发生一系列的反应，最终导致细胞恶变。

（3）信号传递因子可分为两类，一类是与细胞膜相联系，一类是位于细胞质中。它们的基因产物大多为蛋白激酶，可以把 ATP 末端的磷酸基转移到其他蛋白质氨基酸的残基上，引起蛋白质功能的改变，从而影响细胞的生长和分化。

（4）核内癌基因产物是一类 DNA 结合蛋白，可调节某些基因的转录和 DNA 的复制。

5．抑癌基因也称为肿瘤抑制基因，是人体基因组中存在的一类执行正常生理功能的基因，有抑制肿瘤形成的作用，当一对抑癌基因同时突变或发生杂合性丢失时，才失去对肿瘤的抑制作用。也就是说当一对抑癌基因形成隐性纯合时，才失去对肿瘤的抑制作用。

6．肿瘤细胞中存在着大量的染色体畸变，且复杂多变。其中包括了染色体数目异常和结构畸变。这些染色体的变化可能是原发性的，也可能是继发性的。一般说来，原发性的染色体畸变是致癌因子作用的结果，而继发性的染色体畸变则是癌变过程中细胞分裂紊乱的产物。原发性的染色体畸变可作为肿瘤发生的始动因素而存在，而继发性的染色体畸变则可在肿瘤的发生及发展过程中起到促进作用。

（王小竹　章远志）

# 第十二章　临床遗传学

## 思维导图

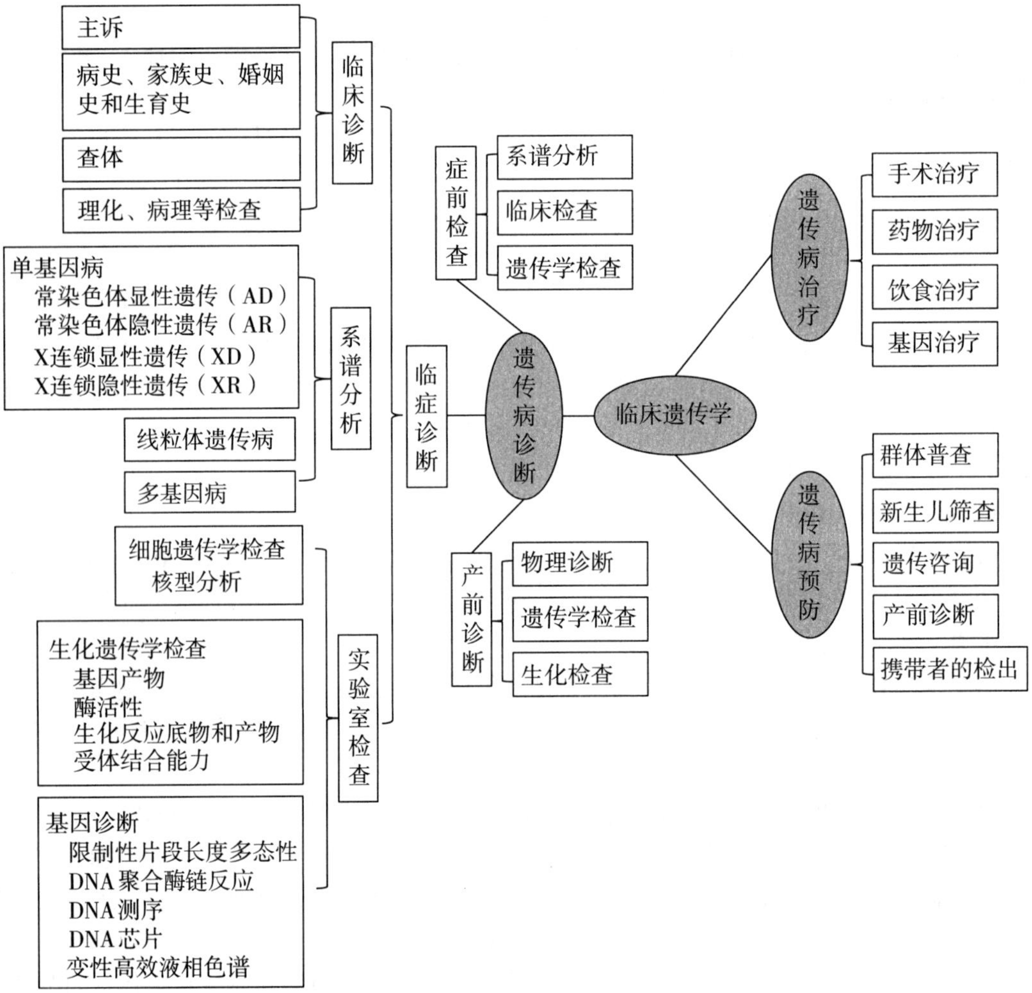

## 内容提要

临床遗传学（clinical genetics）是遗传学与临床医学相交叉的学科，是医学遗传学向临床的延伸，也称为遗传医学（genetic medicine）。临床遗传学的内容包括遗传病的诊断、治疗和预防。

### 一、遗传病的诊断

遗传病的诊断包括常规临床诊断和特殊诊断。常规临床诊断是指临床上一般疾病的常规诊断方法；特殊诊断是指利用遗传学的方法进行诊断。根据诊断的时间不同遗传病诊断可分为临症诊断、症状前诊断、产前诊断等。

（一）临症诊断

临症诊断是根据患者已出现的各种临床表现进行分析，对疾病的遗传方式作出判断。

1．临床诊断　包括病史、症状和体征。遵循准确、详细的原则采集病史，并根据不同的遗传病进行特别的调查。

2．系谱分析　系谱分析是指通过调查先证者家庭成员的患病情况，画出系谱，经过回顾性分析以确定疾病遗传方式的一种方法。通过系谱分析判断遗传病的遗传方式。系谱分析时必须注意：①系谱的系统性、完整性和准确性；②遇到“隔代遗传”的时候，要认真判断其是由于隐性遗传所致，还是由于不规则显性所致。③当患者在家系中为一散发病例时，不可主观地断定其为常染色体隐性遗传病，要考虑新的基因突变导致的显性遗传病的可能性。

3．细胞遗传学检查　细胞遗传学检查即染色体检查，又称为核型分析，它可以从形态学的角度直接观察染色体数目或结构异常，是确诊染色体病的主要方法。染色体检查的标本可取自患者外周血、胎儿的脐带血、羊水脱落细胞和绒毛细胞、皮肤等各种组织。

染色体检查的指征：①有明显智力发育不全、生长迟缓或伴有其他先天畸形者；②习惯性流产妇女及其丈夫；③原发闭经等女性不孕症；④无精子症等男性不育症；⑤两性内外生殖器畸形者。⑥已生育染色体异常或先天畸形的个体需再次生育者；⑦ 35 岁以上的高龄孕妇；⑧ 智力低下伴有其他组织系统畸形、大睾丸或多动症的患者。

4．生化遗传学检查　生化遗传学检查简称为生化检查，其主要工作是通过生化技术定性、定量地分析血液、尿液、活检组织等材料中的蛋白质（如酶）及其代谢相关分子。生化检查主要针对以下几个方面：①基因产物，②酶活性，③生化反应底物或产物，④受体结合能力。

5．基因诊断　基因诊断又称为分子诊断，即利用分子生物学技术检测体内 DNA 或 RNA 在结构或表达水平上的变化，从而对疾病作出诊断。

基因诊断常用的方法包括：限制性片段长度多态性、聚合酶链反应（PCR）及相关技术、DNA 测序、DNA 芯片和变性高效液相色谱等。

（1）限制性片段长度多态性（RFLP）：

限制性片段长度多态性是指由于 DNA 顺序上发生变化而出现或丢失某一限制性内切酶位点，使得酶切产生的片段长度和数量发生变化。基因内大片段的缺失、插入以及基因重排等，使不同个体在用同一限制性内切酶切割时，DNA 片段长度出现差异。因而这类基因突变可通过限制性内切酶酶切或结合探针杂交的方法来检测。

（2）DNA 聚合酶链反应（PCR）：

DNA 聚合酶链反应（PCR）即在体外扩增 DNA，使 DNA 的拷贝数增加。扩增时需要引物、DNA 聚合酶、dATP、dTTP、dCTP、dGTP 等。PCR 是通过变性、退火、延伸的循环周期，使特定的基因在短时间内扩增至数十万到数百万倍。PCR 反应的特异性很强，灵敏度也很高，极微量的 DNA 即可得到大量的扩增片段，因此 PCR 的用途十分广泛。

（3）DNA 测序（DNA sequencing）：

第一代测序技术主要是 Sanger 测序法，即双脱氧测序法。第二代测序技术又称为高通量基因组测序，是使用焦磷酸测序、DNA 簇、可逆性末端终结或四色荧光标记寡核苷酸的连续连接反应为基础，可以在短时间内高效检测包含数亿碱基的序列。近年来第二代测序技术正在逐渐走向临床应用。目前，第三代测序技术正在研发中，其最大特点是单分子实时测序，具有快速、精确、低成本的优势。因此，第三代测序技术将为肿瘤等体细胞遗传病的诊断、个体单体型图谱的构建以及表观遗传学的发展起到重要作用。

DNA 序列分析对预测基因编码的氨基酸序列、检测遗传病的基因突变等至关重要，目前已经成为遗传病检测的主要手段之一。

在选择基因诊断方法时常常遵循以下原则：基因或基因片段发生缺失时可以直接用基因探针进行斑点杂交。PCR 对于诊断缺失型基因病也是较为特异的。当基因发生点突变时，常用 DNA 测序分析，也可采用寡核苷酸探针直接分析法、DNA 单链构象多态性分析法和 DNA 片段长度多态性进行检测。

（4）DNA 芯片（DNA chip）：

基因芯片是基于 DNA 杂交的核酸检测技术，将数以万计的寡核苷酸或 DNA 样品密集排列在玻片、硅胶或尼龙膜等固相支持物上，然后与标记的样品杂交，通过对杂交信号的检测分析，即可获得样品的遗传信息。一次可对上千种甚至更多基因的表达水平、突变和多态性进行快速、准确的检测。因此，可应用该技术一次性检测多个致病基因的已知突变。

（5）变性高效液相色谱（DHPLC）：

是一种针对可能的未知单核苷酸多态性和突变的筛查技术。

（二）症状前诊断

对于延迟显性的常染色体显性遗传病，如能在可疑杂合子个体生育之前就做出诊断，可以避免影响子代。常染色体显性遗传病杂合个体的症状前诊断主要依赖于家系调查和系谱分析，依赖于临床检查和遗传学检查，目前，症状出现前主要依靠 DNA 检查做出明确的诊断。

（三）产前诊断

产前诊断（prenatal diagnosis）又称宫内诊断（intrauterine diagnosis），主要是通过羊膜穿刺和绒毛取样等技术，对羊水细胞、绒毛膜及脐带血细胞的染色体或基因进行遗传学分析，对胎儿做出是否患有某种疾病的诊断，从而降低患有严重遗传病、智力障碍及先天畸形的患儿出生率。

1．产前诊断的对象　产前诊断的指征包括：①夫妻一方有染色体异常；② 35 岁以上的高龄孕妇；③遗传性疾病基因携带者；④正在孕育的胎儿有畸形或可疑畸形；⑤母体血清学筛查异常；⑥已生育染色体异常或先天畸形的个体需再次生育者；⑦ 家族有遗传病史。

2．产前诊断的方法与应用

（1）产前诊断方法主要有：物理诊断（X 射线检测、胎儿镜、B 超等）；遗传学检查（染色体检查和基因诊断)；生化检查（主要针对生化遗传病)。

(2) 产前诊断的取材技术有：①绒毛取样，早期妊娠（8 ~ 12 周）时进行；②羊膜腔穿刺术：中期妊娠（16 ~ 24 周）时进行；③脐带血穿刺术：中期至晚期妊娠（26 ~ 32 周）时进行；④母血分离胎儿细胞。

以上诊断方法对胎儿及母体有一定比例的损伤风险。目前，无创性产前诊断技术的研发取得实质性的进展。如母体外周血胎儿有核红细胞的发现与应用以及母体外周血胎儿游离 DNA/RNA 的发现及应用，这两项技术已经作为一种筛查手段在多家有资质的医院开展。

## 二、遗传病的治疗

遗传病的治疗大致分为四类：手术治疗、药物治疗、饮食治疗和基因治疗。

（一）常规治疗手段

1．手术治疗　可用于对遗传病所造成的畸形加以矫正或修补，还可利用器官移植术将正常的器官植入病人体内以代替病损的器官。

2．药物及饮食治疗　药物治疗即用药物将病人体内的各种多余的代谢产物排出体外或根本就抑制这一产物的生成。药物治疗还有一个作用就是使由于缺乏某种酶而不能正常进行的代谢反应转而正常地进行下去。

饮食疗法是针对代谢过程的紊乱所造成的底物或前体物质的堆积情况为病人制订一个特殊的食谱，以此来控制底物或前体物质的堆积情况，从而减轻患者的症状。

药物及饮食治疗的原则是：禁其所忌、去其所余、补其所缺 。

（二）基因治疗

基因治疗是指将正常基因植入靶细胞代替遗传缺陷的基因，或关闭、抑制异常表达的基因，以达到预防和治疗疾病目的的治疗技术。

1．基因治疗的策略　基因治疗的基本策略包括基因修正和基因添加两大类。所谓基因修正即定点导入外源正常基因，使其代替有缺陷的基因。基因修正是人们心目中最理想的治疗方法。基因添加即非定点导入外源正常基因，令其在患者体内发挥作用。在基因添加中，并不要求去除或修复原有的有缺陷的基因。

基因治疗的基本方案可分为以下几种：

(1) 基因修复：原位修复有缺陷的基因，使其在质和量上均能得到正常表达。

(2) 基因代替：去除整个变异基因，用有功能的正常基因代替，使致病基因得到彻底的更正。

(3) 基因抑制和（或）基因失活：导入外源基因，抑制有害基因的表达。

(4) 基因增强：将目的基因导入细胞，并使其表达，从而补偿缺陷基因的功能或使原有的基因的功能得到加强。

(5) 重新开放已关闭的基因：目的是促使有类似功能的基因的表达，以超过或代替异常基因的表达。

2．基因治疗的方法与临床应用

(1) 基因治疗的方法：基因转移是基因治疗的关键和基础，基因转移方法有物理法、化学法和生物学方法等。

(2) 临床应用：由于受种种因素的限制，目前只有少数的遗传病被列为基因治疗的主要对象，其中部分疾病已进入了临床试验阶段。

目前临床试用的基因治疗遗传性疾病包括：α 抗胰蛋白酶缺乏症、慢性肉芽肿、囊性纤维化、家族性高胆固醇血症、范科尼贫血、戈谢病、亨特综合征、腺苷脱氨酶缺乏引起的免疫缺陷病。乙型血友病、腺苷脱氢酶缺乏症和 β 地中海贫血已进入了临床试验。

3．基因治疗存在问题

（1）稳定性问题：在动物实验或临床试验中基因通过媒介进入靶细胞后表达不稳定甚至不表达。

（2）安全性问题：应用病毒载体进行基因治疗的安全性问题已受到广泛重视，主要是感染、有益基因的丢失、诱发癌变。

（3）导入基因的高效表达问题：迄今所有导入细胞的目的基因表达率都不高。

（4）免疫性问题：临床治疗有时需要多次操作，使机体产生免疫反应，排斥携带基因的病毒或靶细胞，给进一步治疗造成困难。

## 三、遗传病的预防

世界卫生组织（WHO）提出出生缺陷“三级预防”策略来减少出生缺陷和遗传病的发生。一级预防是指通过健康教育、选择适宜生育年龄、遗传咨询、孕前保健、合理营养等综合干预；二级预防是指通过孕期筛查和产前诊断识别胎儿的严重先天缺陷，早期发现、早期干预；三级预防是指对新生儿疾病早期诊断、及时治疗，避免或减轻致残，提高患儿生活质量。

### （一）遗传筛查

遗传筛查是在人群中对某一特定的基因型进行普查，明确该地区危害严重的遗传病病种、危害程度、患者数量等。

1．出生前筛查　又称产前筛查，是指通过遗传学技术对孕早、中期孕妇进行检查从而发现高风险胎儿。

2．新生儿筛查　是在症状出现前及时诊断、早期治疗，最大限度地减少遗传病对患儿机体的危害。

3．携带者筛查　是指当某种遗传病在某一群体中有高发病率，为了预防该病在群体中的发生，采用经济实用、准确可靠的方法进行筛查，筛查出携带者并进行婚育指导。

### （二）遗传咨询

遗传咨询是遗传咨询师和遗传病患者及其亲属对有关遗传病的发病原因、传递方式、治疗方法、预后及再发风险和预防对策等，进行一系列的交谈，同时给患者提出一个最恰当的建议，供患者及其家属选择。这是在一个家庭中减少遗传病患者的有效手段。

1．遗传咨询的对象和步骤

（1）遗传咨询对象：①遗传筛查阳性者；② 35 岁以上的孕妇；③父母之一是遗传病患者；④父母是遗传病基因携带者；⑤有多发性自发流产史的夫妇；⑥近亲婚配；⑦有遗传病胎儿孕育史；⑧夫妇之一有遗传病家族史；⑨有环境致畸接触史；⑩ 肿瘤和遗传因素明显的常见病。

（2）遗传咨询步骤：①填写病历；②患者体检，作出诊断；③再发风险估计；④与咨询者商讨对策；⑤随访和扩大咨询。

2．遗传病再发风险的估计

（1）染色体病再发风险的估计：

由于导致染色体病的染色体畸变主要发生于亲代的生殖细胞形成的过程中，所以染色体病一般呈现散发的现象。很少看到染色体病出现家族聚集的现象。但是当亲代为一染色体平衡易位的携带者时，子代便会有较高的再发风险。

（2）多基因病再发风险的估计：

由于多基因病是遗传因素和环境因素共同作用的结果，所以对于多基因病的再发风险的估计不能像对单基因病那样确切地计算出来，而只能是通过群体的发病率和家系中的患病情况来加以估计。这种估计出来的概率称为经验危险率。

（3）单基因病再发风险的估计：

单基因病再发风险可根据家系调查所得到的信息，按照遗传规律加以计算。这里面又分为两种情况：

1）亲代基因型明确时的再发风险估计：当亲代基因型能够确定时，发病风险可按照系谱特点来推断。

①常染色体隐性遗传病患者的基因型一定是隐性基因的纯合子，其父母往往是表型正常的携带者。那么这对夫妇再生育患病子女的可能是 1/4，生育携带者的概率是 1/2，生育表型正常的子女的可能是 3/4。若一方为患者，另一方为杂合子，则子代的再发风险为 1/2。若一方为患者，而另一方为完全正常的人，则子代不会出现患者，但子代个体均为携带者。

②常染色体显性遗传病：

完全显性：患者的双亲之一必为患者。患者的同胞中 1/2 将会发病。患者的子代有 1/2 为患者。夫妇双方均为杂合子患者时，子女的发病风险为 3/4。

不完全显性：两轻型患者婚配后，子代中重型患者为 1/4，轻型患者为 1/2，正常人为 1/4。

不规则显性：携带者或患者与正常人婚配生患儿的风险均为 1/2× 外显率。

延迟显性：患者的正常同胞将来患病的风险为 1/2。患者与正常人婚配生患儿的概率为 1/2。在延迟显性遗传病中，发病年龄是一个非常重要的问题。因此要准确地估计延迟显性的发病风险需要根据其年龄，利用 Bayes 逆概率定律进行计算。

③ X 连锁隐性遗传病正常男性与女性携带者婚配时，儿子有 1/2 发病；女儿则无患病风险，但有 1/2 的概率为携带者。男性患者与正常女性婚配，其儿子都正常，女儿都是携带者。

④ X 连锁显性遗传病男性患者与正常女性婚配后，女儿全部为患者，儿子都是正常人。女性杂合子患者与正常男性婚配后，子女各有 1/2 为患者。

2）亲代基因型不明时再发风险的估计：

如果夫妇双方或一方的基因型根据家系所提供的信息不能确定，而家系中又提供了其他的信息，可以利用 Bayes 逆概率定律来计算。

在利用 Bayes 逆概率定律时，要把基因型不能确定者的各种可能的假设条件，即各种可能的基因型均考虑在内。

Bayes 逆概率定律应用四个概率：

①前概率：按照单基因遗传定律和系谱特点算出携带者的概率；

②条件概率：从咨询者的子代发病情况等条件得出的概率；

③联合概率：前概率与条件概率相乘，算出各自的联合概率；

④后概率：将所有联合概率相加作为分母，将每项联合概率作为分子，即可算出后概

率，又称为总概率。

例 1：血友病是 X 连锁隐性遗传病，其携带者的频率很低，通常散发型很可能是新突变产生的。一般来说，只有男性患者的女儿、有两个以上患儿的母亲，或只有一个患儿但在母系家庭成员中也有此病的患者的母亲可确定为携带者。

下图为一个血友病患者的家系。$Ⅲ_2$ 的两个舅舅患血友病。现在她前来咨询她的后代是否会患此病。

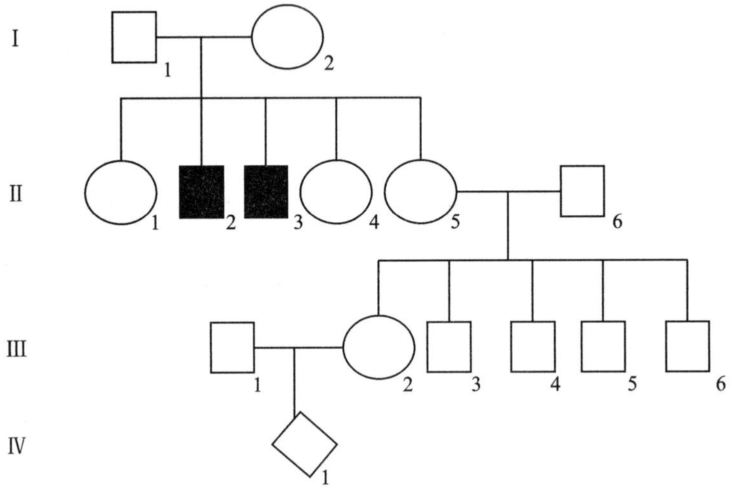


根据系谱，我们知道 $Ⅰ_2$ 肯定是一个携带者，$Ⅱ_5$ 可能是正常的纯合子，也可能是携带者。因此，她的基因型是不能确定的。所以 $Ⅲ_2$ 的基因型就更不能确定了。为了确定 $Ⅲ_2$ 的后代的发病风险，首先要明确 $Ⅱ_5$ 是携带者的概率是多少。

从Ⅱ代的两个男性患者可知 $Ⅰ_2$ 肯定是一个携带者，$Ⅱ_5$ 可能是携带者的概率为 1/2。现在已知她生育了四个正常的儿子。根据 Bayes 公式可计算她为携带者的概率如下表：

| | $Ⅱ_5$ 可能是携带者 | $Ⅱ_5$ 可能是正常纯合子 |
|---|---|---|
| 前概率 | 1/2 | 1/2 |
| 条件概率 | $(1/2)^4 = 1/16$ | 1 |
| 联合概率 | 1/32 | 1/2 |
| 后概率 | (1/32) / (1/32+1/2) = 1/17 | 16/17 |

从上表可知，$Ⅱ_5$ 可能是携带者的概率为 1/17。也就是说，由于她生育了四个正常的儿子，使得她是携带者的概率由 1/2 降低到了 1/17。她是正常纯合子的概率是她是携带者的概率的 16 倍。

在得出 $Ⅱ_5$ 可能是携带者的概率之后，就可以进一步计算她的女儿是携带者的概率了。$Ⅲ_2$ 可能是携带者的概率为 $1/17 \times 1/2 = 1/34$。那么，她的女性后代是患者的概率是 0，是携带者的概率是 $1/34 \times 1/2 = 1/68$；男性后代是患者的概率是 $1/34 \times 1/2 = 1/68$。

例 2：下图为一先天性聋哑（AR）的家系，$Ⅲ_1$ 和 $Ⅲ_2$ 已生育了一个正常的孩子，现这一对夫妇前来咨询，他们再生一个孩子患病的风险有多大？

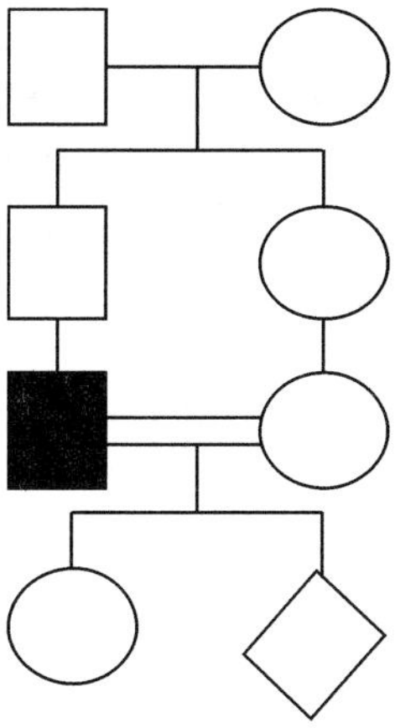

我们知道，$Ⅲ_1$ 是患者，所以 $Ⅱ_1$ 是肯定的携带者。携带者的同胞有 1/2 的概率为携带者，所以 $Ⅱ_2$ 是携带者的概率为 1/2。因此，$Ⅲ_2$ 是携带者的概率是 1/4。由于 $Ⅲ_1$ 和 $Ⅲ_2$ 已生育了一个正常的孩子，所以 $Ⅲ_2$ 是携带者的概率有所下降。一个携带者和一个患者婚配之后生育一个表型正常的孩子的概率是 1/2，所以，根据 Bayes 公式计算 $Ⅲ_2$ 是携带者的概率如下表：

| | $Ⅲ_2$ 是携带者 | $Ⅲ_2$ 是显性纯合子 |
|---|---|---|
| 前概率 | 1/4 | 3/4 |
| 条件概率 | 1/2 | 1 |
| 联合概率 | 1/8 | 3/4 |
| 后概率 | （1/8）/（1/8+3/4）= 1/7 | 6/7 |

由于一个携带者与一个患者婚配生育一个患儿的概率是 1/2，所以 $Ⅲ_1$ 和 $Ⅲ_2$ 生育患儿的概率是 $1/7 \times 1/2 = 1/14$。

由于这一对夫妇生育了一个表型正常的孩子，所以 $Ⅲ_2$ 是携带者的概率有所下降。随着生育正常孩子的数目的增加，她是携带者的风险就越来越小。但最终不能确定她不是携带者。一旦他们生育了一个患儿，则 $Ⅲ_2$ 就成为了一个肯定的携带者，那么他们再生育一个患儿的风险就上升到了 1/2。

（三）产前诊断

产前诊断可以有效地预防遗传病患儿的出生，降低遗传病的发病率，因为一旦胎儿被诊断为患有遗传病，则可以通过人工流产的方式中断妊娠。

（四）携带者的检出

携带者就是表型正常但带有致病遗传物质的个体，包括隐性遗传病的杂合子、染色体平衡易位的个体、倒位染色体的携带者、表型正常的延迟显性个体及带有外显不全致病基因但不发病的个体。携带者本身的表型是正常的，但他们却可以将有害基因传递下去。当他们生育后代时便可能有患儿出现。因此检出携带者是非常必要的，对预防遗传病有着重要意义。一般是在普查的过程中，采用一种经济、简便、准确的方法检出携带者。

携带者的检出方法包括临床水平、细胞水平、生化水平和基因水平四大类。临床水平的方法主要是从临床症状上来分析某人可能是一个携带者，但不能确诊；细胞水平的方法可检查出异常染色体的携带者，如倒位、易位染色体的携带者；生化水平的方法主要是蛋白质（如酶）的质（如活性）和量的改变上发现某人遗传物质的改变，继而找出携带者；基因水平的方法是直接在DNA水平上检测致病基因以发现携带者。

# 应试习题

## 一、名词解释

1．基因诊断 gene diagnosis
2．基因治疗 gene therapy
3．遗传咨询 genetic counseling
4．系谱分析 pedigree analysis
5．产前诊断 prenatal diagnosis
6．核型分析 kyrotype analysis

## 二、填空题

1．根据诊断时期的不同，遗传病的诊断可分为________、________和________ 三种类型。
2．辅助遗传病诊断的实验室检查主要包括________、________及________ 三类技术。
3．遗传病的治疗大致上可分以下四类：________、________、________、________。
4．遗传筛查分为________、________和________。
5．药物治疗的原则可以概括为________。
6．诊断染色体病的主要方法是________。

## 三、选择题

**A 型题**

1．临床上诊断PKU患儿的首选方法是
A．染色体检查
B．生化检查
C．系谱分析
D．性染色质检查
E．基因诊断

2．进行产前诊断的指征不包括
A．夫妇任一方有染色体异常
B．曾生育过染色体病患儿的孕妇
C．夫妇任一方为单基因病患者
D．曾生育过单基因病患儿的孕妇
E．年龄小于35岁的孕妇

3．对孕妇及胎儿损伤最小的产前诊断方法是
A．羊膜穿刺术
B．胎儿镜检查
C．B型超声扫描
D．绒毛取样
E．X线检查

4．下列哪种疾病应进行染色体检查
A．先天愚型
B．α-地中海贫血
C．苯丙酮尿症
D．假肥大型肌营养不良症
E．白化病

5．性染色质检查可辅助诊断下列哪种疾病
A．常染色体数目畸变
B．常染色体结构畸变
C．性染色体数目畸变

D．性染色体结构畸变
E．性染色体数目畸变和结构畸变

6．羊膜穿刺的最佳时期是
A．孕 7 ~ 9 周
B．孕 8 ~ 16 周
C．孕 16 ~ 24 周
D．孕 24 ~ 26 周
E．孕 6 周

7．绒毛取样的最佳时期是
A．孕 7 ~ 9 周
B．孕 8 ~ 12 周
C．孕 16 ~ 18 周
D．孕 18 ~ 20 周
E．孕 6 周

8．诊断先天愚型的首选实验室检查方法为
A．核型分析
B．系谱分析
C．生化检测
D．基因诊断
E．智商检测

**B 型题**

A．产前诊断
B．症状前诊断
C．临症诊断
D．基因诊断
E．植入前遗传诊断

1．在胎儿出生前对其是否患有疾病做出诊断，叫做
2．对出现症状患者进行疾病诊断和遗传方式的判断称为
3．能在 DNA 水平对疾病做出准确诊断的是

A．染色体核型分析
B．性染色质检查
C．酶活性检测
D．DNA 芯片
E．RFLP 分析法

4．可用来做辅助检查 18 三体综合征的是
5．Turner 综合征除了做染色体核型分析之外，还可用来进行辅助诊断的是
6．习惯性流产者首先应该做的检查是

A．胎儿镜检查
B．B 型超声扫描
C．绒毛取样
D．羊膜穿刺取样
E．脐穿刺

7．怀疑胎儿为无脑儿，且孕妇有先兆流产的倾向，此时可采取什么措施进行产前检查
8．孕期 17 周时需为胎儿做细胞遗传学检查，应采取
9．孕 8 周时用基因诊断技术为胎儿做产前诊断，应采取

A．药物治疗
B．手术治疗
C．基因治疗
D．饮食治疗
E．器官移植

10．严重唇裂的患者可采用的治疗方法是
11．通过新生儿筛查得知某男孩为 PKU 患者，可采用的最简便的治疗方法是
12．若要从根本上治愈单基因病，理想的治疗方法应为
13．在临床上对症地缓解遗传病患者的症状一般采用的治疗方法是
14．在产前诊断时即得知该婴儿患有半乳糖血症，可采用的最简便的治疗方法是

**X 型题**

1．诊断染色体病可选择下列哪些辅助

诊断方法
A．核型分析
B．基因诊断
C．系谱分析
D．性染色质检查
E．生化检测

2．诊断 Turner 综合征可选用下列哪些辅助诊断方法
A．核型分析
B．基因诊断
C．系谱分析
D．性染色质检查
E．生化检测

3．诊断 PKU 可选用下列哪些辅助诊断方法
A．核型分析
B．基因诊断
C．系谱分析
D．性染色质检查
E．生化检测

4．可直接观察胎儿表型的产前诊断方法有
A．B 型超声扫描
B．胎儿镜检查
C．X 线检查
D．性染色质检查
E．生化检测

5．遗传病的临症诊断方法包括
A．系谱分析
B．生化检测
C．细胞遗传学检查
D．基因诊断
E．病史、症状和体征检查

6．对单基因病可用下列哪种方法进行辅助诊断
A．系谱分析
B．生化检测
C．核型分析
D．基因诊断
E．性染色质检查

## 四、问答题

1．简述基因治疗的主要策略以及基因治疗存在的问题。

2．简述携带者检出的意义及主要方法。

3．什么是遗传咨询？简述遗传咨询的程序。

4．何谓产前诊断？请简述其主要技术。

5．一女性与其患白化病的舅表兄婚配后，生育了两个表型正常的女儿和一个表型正常的儿子。请画出这个家系的系谱图，并计算出这对夫妇再生育时的再发风险是多少。

6．Huntington’s 综合征是一种常染色体显性遗传病。该病于 30 岁前发病的概率为 1/3。现有一表型正常的 30 岁的男子，其父亲为本病的患者。请判断此人可能发病的概率是多少？

# 应试习题参考答案

## 一、名词解释

1．基因诊断：所谓的基因诊断即利用 DNA 重组技术在分子水平上检测人类遗传病的基因缺陷以诊断遗传病。

2．基因治疗：指运用 DNA 重组技术修复患者细胞中有缺陷的基因，使细胞恢复正常

功能，从而达到治疗疾病的目的。

3．遗传咨询：又称遗传商谈，是指咨询医师和咨询人双方就一个家庭中所发生的遗传病进行商谈的过程，其内容包括所患疾病是否为遗传病、该遗传病的发病原因、传递方式、治疗、预后、再发风险估计及医师给咨询人提出的建议等。

4．系谱分析：是指通过调查先证者家庭成员的患病情况，画出系谱，经过回顾性分析以确定疾病遗传方式的一种方法。

5．产前诊断：即在婴儿出生前确定其是否患有遗传病。

6．核型分析：即染色体检查，是指对细胞中染色体的数目、形态及结构进行分析以确定染色体是否存在异常的过程。

## 二、填空题

1．临症诊断　症状前诊断　产前诊断

2．细胞遗传检查　生化遗传检查　分子遗传检查

3．手术治疗　药物治疗　饮食治疗　基因治疗

4．出生前筛查（产前筛查）　新生儿筛查　携带者筛查

5．禁其所忌、去其所余、补其所缺

6．核型分析

## 三、选择题

**A 型题**

1．B　2．E　3．C　4．A　5．C　6．C　7．B　8．A

**B 型题**

1．A　2．A　3．D　4．A　5．B　6．A　7．B　8．D

9．C　10．B　11．D　12．C　13．A　14．D

**X 型题**

1．AD　2．AD　3．BE　4．ABC　5．ABCDE　6．ABD

## 四、问答题

1．基因治疗的基本策略包括基因修正和基因添加两大类。

基因治疗的基本方案可分为以下几种：

（1）基因修复：原位修复有缺陷的基因，使其在质和量上均能得到正常表达。

（2）基因代替：去除整个变异基因，用有功能的正常基因代替，使致病基因得到彻底的更正。

（3）基因抑制和（或）基因失活：导入外源基因，抑制有害基因的表达。

（4）基因增强：将目的基因导入细胞，并使其表达，从而补偿缺陷基因的功能或使原有的基因的功能得到加强。

（5）重新开放已关闭的基因：目的是促使有类似功能的基因的表达，以超过或代替异常基因的表达。

目前基因治疗存在的问题有：

（1）稳定性问题：在动物实验或临床试验中基因通过媒介进入靶细胞后表达不稳定甚

至不表达。

（2）安全性问题：应用病毒载体进行基因治疗的安全性问题已受到广泛重视，主要是感染、有益基因的丢失、诱发癌变。

（3）导入基因的高效表达问题：迄今所有导入细胞的目的基因表达率都不高。

（4）免疫性问题：临床治疗有时需要多次操作，使机体产生免疫反应，排斥携带基因的病毒或靶细胞，给进一步治疗造成困难。

2．携带者就是表型正常但遗传物质异常的个体，包括隐性遗传病的杂合子、染色体平衡易位的个体、倒位染色体的携带者等。携带者本身的表型是正常的，但他们却可以将有害基因传递下去。当他们生育后代时便可能有患儿出现。因此检出携带者是非常必要的，对预防遗传病有着重要意义。

携带者的检出方法包括临床水平、细胞水平、生化水平和基因水平四大类。临床水平的方法主要是从临床表现来分析某人可能是一个携带者，但不能确诊；细胞水平的方法有染色体检查等；生化水平的方法主要是检测酶和蛋白质的量及活性；基因水平的方法主要是用酶切分析法直接检测致病基因。

3．遗传咨询是在一个家庭中减少遗传病患者的有效方法。遗传咨询的过程中，双方将就一个家庭中所发生的遗传病进行商谈，其内容包括该遗传病的发病原因、传递方式、治疗、预后及再发风险估计及医师的建议等。

遗传咨询的程序包括：①填写病历；②患者体检，作出诊断；③再发风险估计；④与咨询者商讨对策；⑤随访和扩大咨询。

4．产前诊断又称作宫内诊断，是通过直接或间接的方法对胎儿是否患有遗传病做出诊断的过程。其主要技术包括四类。第一类为直接观察胎儿的表型，常用的方法有胎儿镜、B 型超声扫描、X 线检查等；第二类为染色体检查；第三类为生化检查；第四类为基因诊断。其中第二、三、四类都必须首先通过绒毛取样或羊膜穿刺技术等得到取自胎儿的样本，然后才能继续完成。

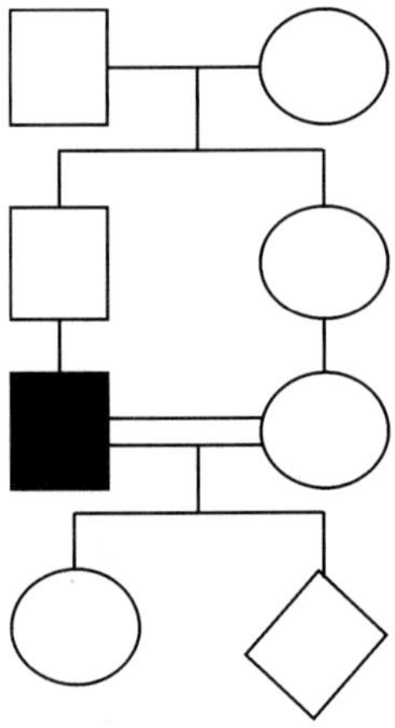

5．要计算此女后代的发病风险，首先要知道此女为携带者的概率。由于其表兄是患者，所以此女的舅父为一个肯定的携带者。因此，此女的母亲是携带者的概率为 1/2。原因是同胞之间带有相同基因的概率为 1/2。那么，此女为携带者的概率就是 $1/2 \times 1/2 = 1/4$。这是前概率。一个携带者与一个患者婚配后生育一个表型正常个体的概率为 1/2，所以若此女为携带者，而其生育三个表型正常子女的概率就应为 $1/2 \times 1/2 \times 1/2 = 1/8$。应用 Bayes 逆概率定律计算其为携带者的最终概率见下表：

| | 此女为携带者（Aa） | 此女为显性纯合子（AA） |
|---|---|---|
| 前概率 | 1/4 | 3/4 |
| 条件概率 | 1/8 | 1 |
| 联合概率 | $1/4 \times 1/8 = 1/32$ | 3/4 |
| 后概率 | （1/32）/（1/32+3/4）= 1/25 | （3/4）/（1/32+3/4）= 24/25 |

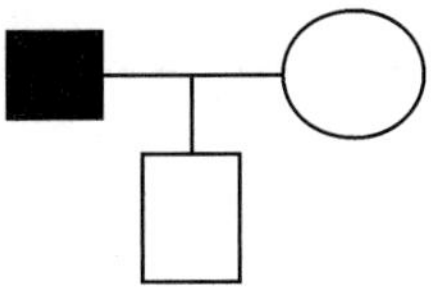

此女为携带者的概率为 1/25。由于一个携带者与一个患者生育一个患儿的概率为 1/2，所以此女后代的发病风险为 $1/25 \times 1/2 = 1/50$。

6．由于其父为患者，基因型为 Hh，所以此人为杂合子和隐性纯合子的概率均为 1/2。由题中可知，此人现 30 岁。30 岁以前是杂合子，而又不发病的概率是 2/3。因此，可用 Bayes 公式计算其为患者的概率如下表：

| | 此人为 Hh | 此人为 hh |
|---|---|---|
| 前概率 | 1/2 | 1/2 |
| 条件概率 | 2/3 | 1 |
| 联合概率 | $1/2 \times 2/3 = 1/3$ | 1/2 |
| 后概率 | （1/3）/（1/3+1/2）= 2/5 = 0.4 | （1/2）/（1/3+1/2）= 3/5 = 0.6 |

因此，此人的发病风险为 0.4。

（黄　昱　章远志）

NOTE

NOTE

NOTE